JN270956

食品安全
マネジメントシステム
認証取得事例集 1
ISO 22000
Food safety management systems

米虫　節夫　監修

日本規格協会

まえがき

　編者が"熱殺菌の動力学的研究"を学位論文のテーマとして殺菌・消毒関連の研究を始めて既に四十数年，その専門学会として日本防菌防黴学会が発足して三十数年が経過した．1996年日本全土を震撼させた腸管出血性大腸菌O157による大規模食中毒事件を契機に，食の安全性を担保する科学的なシステムとしてのHACCPが皆の知るところとなった．編者は1997年，関西地方を中心に食品安全ネットワークを立ち上げ，この10年間"食の安全・安心"をシステムとして構築する必要性を広く訴え続けてきた．食の安全・安心を保証するための衛生管理，殺菌・消毒理論や技術，その現場への応用技術，仕組みつくりなどは，この数十年で飛躍的に発展した．しかし，最近のように食品工場における殺菌・消毒を基本とする衛生管理と食の安全・安心が，これほど多くの人々の話題になるとは想像もできなかった．2000年以降マスコミに大きく取り上げられた幾多の事件が想起され，食品業界の不祥事はまだ跡を絶たない．

　そのような状況の中，食品安全マネジメントシステム（Food Safety Management System: FSMS）の国際規格であるISO 22000が制定された．日本における国家レベルの認証制度のスタートはまだこれからであるが，ISO 9001などの審査登録機関によるISO 22000規格に基づいたFSMSの任意認証を取得することで，社内のFSMSを構築し，自社の食品の安全性を高めるとともに，対外的にその成果をアピールしたい企業が急増している．そのような企業が，ISO 22000の知識をひととおり習得し，これからISO 22000のFSMSを構築しようとするとき，他社の事例は大変参考になる．そのような社会的なニーズの高まりが，本書を刊行することになった大きな要因である．

　本書は，まず解説編と事例編に大きく分けたあと，解説編ではISO 22000の逐条解説ではなく，この規格によるFSMSを構築する際に必要な関連知識を解説し，事例編で既にISO 22000のFSMSを取得した企業の事例を収録するという構成にした．さらに，従来のマネジメントシステムの事例紹介と一味

異なるものをと考え，FSMS構築の本音を聞く目的で，事例では当該企業のFSMS取得の経過やマニュアルの事例のみでなく，その企業を実際に指導したコンサルタント，その企業を実際に審査した審査登録機関の担当者のコメントも同時に掲載するという画期的な構成にした．一つの事例を異なる立場から見るとき，新しい発見が生まれる．ゆえに，本書を読むことにより，これからコンサルタントと契約を結ぼうと思われる企業では，コンサルタントに何を期待すべきかがわかるであろうし，さらに，審査登録機関は，どのような立場で，何を見て審査・判断しているのかもわかるであろう．本書の活用範囲は広い．

本書を制作するにあたり，ずうずうしい編者の希望を入れて事例を提供していただきました企業の担当者並びに当該企業のトップの皆様にまずお礼申し上げたい．自社の事例の提供は，積み重ねてきたノウハウの公表である．しかし，この新しいFSMSを構築し，自社の"食の安全・安心"を大きく世に問おうとする企業としては，今後ますます必要となる"社会貢献"，"企業の社会的責任（CSR）"に対する大きな貢献をなされたものと理解したい．そのような意味で編者のわがままを許していただきたい．

また，本書の刊行は，編者が主宰する食品安全ネットワークの活動がなければあり得ない．ここに食品安全ネットワーク会員の皆さんに深くお礼申し上げる．特に食品安全ネットワーク内の研究会である"ISO 22000研究会"では多くのことを学ばせていただいた．そのとき，紹介していただいた事例の幾つかが，本実践講座に順次紹介されるであろう．

最後になったが，本書の刊行は(財)日本規格協会の中泉純氏，須賀田健史氏の叱責と努力がなければでき上がらなかった．ここに改めてお礼申し上げたい．

"食の安全・安心"のFSMSが本当に日本で根づくことを願い，本書が多くの人・多くの企業にとって，お役に立つことを祈願するものである．

平成19年3月

食品安全ネットワーク会長
近畿大学農学部教授
米虫　節夫

目　次

まえがき　3

解　説　編

第1章　TQMの一環としてのISO 22000システム構築こそ企業生き残りの道

1.1　はじめに …………………………………………………………………… 11
1.2　食品衛生の目的 …………………………………………………………… 12
1.3　工業5Sから食品衛生7Sへ ……………………………………………… 14
1.4　食品安全の基本は食品衛生7S …………………………………………… 16
1.5　HACCPシステムは全社的品質管理の土台の上に成り立つ …………… 23
1.6　ISO 22000:2005の特徴 …………………………………………………… 30
1.7　前提条件プログラム（PRP）は食品衛生7Sに含まれる ……………… 35
1.8　企業発展と食品安全 ……………………………………………………… 38

第2章　流通から見た食品安全マネジメントシステムの必要性

2.1　消費者の食品に対する意識は変化している …………………………… 43
2.2　最近の申し出の背景 ……………………………………………………… 46
2.3　食品の安全・安心とは …………………………………………………… 49
2.4　安心できる企業を目指して──ISO 22000の必要性 ………………… 52

第3章　食品安全マネジメントシステムのモデル

3.1　モデル企業と食品安全マニュアルの概要 ……………………………… 75
3.2　モデル企業の食品安全マネジメントシステムの特徴 ………………… 80
3.3　食品安全マニュアル（モデル） ………………………………………… 90

事 例 編

金秀バイオ株式会社

- A. 認証取得企業：金秀バイオ株式会社 ……… 127
  1. 概　　要 ……… 127
  2. HACCP, ISO 22000 導入・認証取得の目的 ……… 131
  3. 認証取得のステップ ……… 132
  4. FSMS 認証による効果と反省点 ……… 138
  5. FSMS マニュアル，規定，手順書の概要と解説 ……… 140
  6. 今後の目標 ……… 164
- B. コンサルタント機関：危害分析重要管理点対策共同事業センター（HACCP・AJVC） ……… 165
  1. 概　　要 ……… 165
  2. コンサルティングした内容と当該企業の対応 ……… 168
  3. 当該企業の FSMS の特徴と評価 ……… 170
  4. 今後の課題 ……… 173
- C. 審査機関：財団法人日本品質保証機構 ……… 175
  1. 概　　要 ……… 175
  2. FSMS 審査の基本的態度・方針 ……… 177
  3. 当該企業の審査結果とその FSMS の特徴 ……… 179
  4. 当該企業の FSMS 発展のためのコメント ……… 181

株式会社アイケイ

- A. 認証取得企業：株式会社アイケイ ……… 183
  1. 概　　要 ……… 183
  2. 経営理念 ……… 185
  3. 商品管理 ……… 185

4. 食品安全マネジメントシステム（ISO 22000）導入・認証取得の
　　　目的 ·· 189
　　5. 認証取得のステップ ·· 190
B. コンサルタント機関：株式会社知識経営研究所 ······································· 213
　　1. 概　　　要 ·· 213
　　2. コンサルティング方針 ·· 213
C. 審査登録機関：ロイドレジスタークオリティアシュアランス ············· 219
　　1. 概　　　要 ·· 219
　　2. FSMS 審査の基本的態度・方針 ·· 220
　　3. 当該審査登録機関の審査結果とその FSMS の特徴 ······················· 221
　　4. 当該審査登録機関の FSMS 発展のためのコメント ························ 222

索　　引　　225

解説編

TQMの一環としての
ISO 22000システム構築こそ
企業生き残りの道

第1章

1.1 はじめに

　食品安全マネジメントシステムに関する国際規格ISO 22000:2005 "Food Safety Management Systems — Requirements for any organization in the food Chain"が，2005年9月1日に発行された．この規格は，世界的に注目されており，数年以内にISO 9001やISO 14001と同じように世界中の多くの企業が認証取得しておかなければならない規格になると考えられる．そのため多くの雑誌が，この規格について紹介し，ISO 22000システム構築のための逐条解説などが行われている．

　筆者らは関西地方を中心に"食品安全ネットワーク"という会を主宰し，食の安全性を保証する活動を行ってきた．その活動の中で，企業における5S活動の重要性を認識し，これを食品企業に適用することを考え，"食品衛生新5S"[1]を提唱し，さらにそれを発展させ"食品衛生7S"[2]とした．これは，微生物レベルにおける"清潔"を目的として，整理・整頓・清掃・しつけのほかに洗浄・殺菌を加えたものである．ISO 22000においては，ハザードの制御にCCPとともに前提条件プログラム（PRP）を重視している．PRPは，食品衛生7Sと類似しており，ほぼ同じモノと考えてよい．そこで食品衛生7Sを土台として，ISO 22000システム構築に進むのが効果的な道といえる．

　本章においては，ISO 22000規格の逐条解説ではなく，上記の観点からのISO 22000システム構築についての私論を展開したい．

1.2　食品衛生の目的

"食の安全"とよくいわれる．食の安全で最も重要な項目は，金属探知器やX線異物検知器による異物検出ではなく，食中毒原因菌の制御である．日本においては，案外このことが理解されておらず，食の安全対策，即，金属探知器採用と指導するコンサルタントが多いのは問題である．

今，お客様が商品を選ぶ基準は，まず"安全"である．"価格"は商品を選ぶ第一条件ではなく，安全を含む"品質"がどうであるかを土台にして，その上で"価格"である（図1.1）．

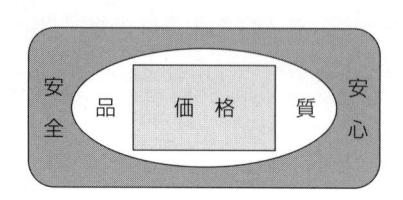

図1.1　今お客様が商品を選ぶ基準は

1.2.1　安全とは

では，"安全"とはどういうことか．筆者ら食品安全ネットワークでは，"安全とは，検証に基づく客観的な評価である"と定義している．食品が安全であることは"食品本来の作用以外に，健康に有害なあるいは不都合な作用を及ぼさない"ことである．

ISO 22000規格の"用語及び定義"では食品安全と食品安全ハザードを次のように定義している．

3.1 食品安全（food safety）：食品が，意図した用途に従って調理され及び／又は食される場合に，消費者に危害をもたらさないという概念．
3.3 食品安全ハザード（food safety hazard）：健康への悪影響をもたらす可能性がある，食品の生物的，化学的又は物理的物質又はその状態．

この定義においては"食品安全ハザード"には,"食品の生物的,化学的又は物理的物質又はその状態"と定義され,生物的,化学的又は物理的なハザードが同格で並べられているが,食品安全で最大の問題は"微生物汚染対策",特に,食中毒原因菌の制御である.

食品安全ネットワークの 2004 年度海外研修で訪問したカナダでは,"Fight Bac!"を食品安全キャンペーンの標語としている.2005 年の海外研修で訪問したニュージーランドでは,"4 simple rules to help keep your safe"という標語で "Clean, Cook, Cover, Chill" の 4C を提唱している(図 1.2).両国とも,微生物制御を念頭に置いた食品安全キャンペーン用語である.食の安全性を保証するシステムである HACCP は,ISO 22000 規格の重要な一部分であるが,その原点でもある USDA(United State Department of Agriculture, 米国農務省)の HACCP の名称は,"Pathogen Reduction: Hazard Analysis and Critical Control Point System(Final Rule, 1995)"であり,やはり微生物制御がその中心であることを明確にしている.さらに大事なことは,一般的な微生物ではなく,制御されるべき微生物は "Pathogen"(病原菌)であり,それ

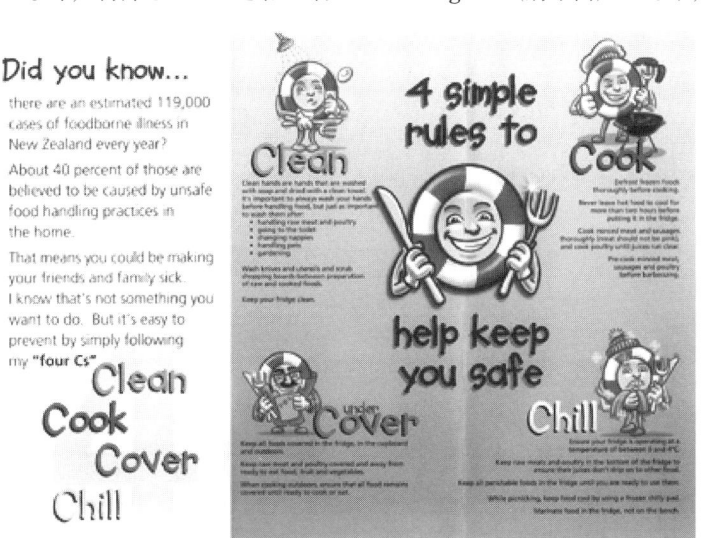

図 **1.2** 食品安全 4C 運動

を殺滅して"ゼロ"にするのではなく，一定レベルに"Reduction"（減少）させるのが，HACCPシステムであることをその名称で明確にしている．食品安全の中心課題，それは食中毒菌を対象とする微生物（病原菌）対策である．

1.2.2 安心とは

"食の安全・安心"と安全と安心とを並べていうことが多い．安全についての定義は先に述べたとおりであるが，では，"安心"とはどういうことか．筆者らは，"安心とは'安全'を実現していくプロセス（努力の内容）に対する'信頼'である"と定義している．そのプロセスがISO 22000システムなどの仕組みつくりであり，食品衛生7Sはその土台づくりになっている．食品衛生7Sを土台にして，どのようにISO 22000システムを構築したかを，消費者に見えるようにする．そのプロセス・過程を知ることにより，消費者は当該企業の"姿勢"を評価し，それが"信用"となり，"安心"を生み出すのである．食品安全について，企業が行っている活動を積極的に公表しPRすることは，ISO 22000システムにおいても求められている要求事項の一つでもある．

1.3 工業5Sから食品衛生7Sへ

1.3.1 日本生まれの5S

"5S"は，工業の場で多く用いられてきた日本生まれの管理技術の一つである．"整理，整頓，清掃，清潔，しつけ"をローマ字で書いたときにすべての語が"S"の文字で始まるので，この名が生まれた．どのような業種においても5Sは重要であり，それ相応の効果を上げることができる．食品企業においても同じである．整理・整頓の必要性は今更いうまでもない．

歴史的には5S活動は工業の場で生まれ，発展してきたもので，目的は"効率"である．例えば，自動車の組立てにおいて，部品が2万点あり，単純に各部品の取付け時間が1秒ずつ短縮されたとすると，全体で2万秒，すなわち5.5時間の短縮になり，その効果は大変大きい．トヨタ自動車を中心とする

第1章　TQMの一環としてのISO 22000システム構築　　15

グループは，その理由で今でも5S活動を強力に進めている．工業の場の"清潔"は見た目の清潔であり，ほうきで掃く，掃除機でごみやほこりを吸う，ウエスで汚れを拭くのが清掃である．ここでは微生物は関係ない．

1.3.2　食品衛生新5Sの誕生

しかし，工業の場の5Sについて論じた既刊の多くの書籍を見るとき，食品企業の観点からは，少しなじめない部分もある．そこで，食品企業に特化した5Sを構築できないものかと考え，食品安全ネットワークにおいて検討を重ね，"食品衛生新5S"を提唱し，その解説書を刊行した[1]．目的を"清潔"，特に"微生物レベルの清潔"におき，その目的達成のため清掃の中に"洗浄・殺菌"を加味し，微生物に対する制御を考えたものである．幸い多くの共感を呼び，既に6000部近く出ている．読者からの反応では，"何のために食品企業で5Sを行うのか，その目的がはっきりした"という．

1.3.3　食品衛生7Sへの発展

この食品衛生新5Sをさらに整理・発展させ，"食品衛生7S"を提唱した[2]．"整理，整頓，清掃，洗浄，殺菌"を行うことにより，"清潔"を得る．そのとき，それらを確実に行うための手段を文書化した"手順書"が必要になり，それらを理解し，維持管理するための動機づけとして"しつけ"が必要となる．しつけは，単なる教育ではなく，納得による行動を伴う．以上を基本概念図として図示したのが図1.3である．

なお，2006年の食品衛生指導員の重点指導項目の一つが"新5Sで衛生チェック"となっているが，この"新5S"は，筆者らが提唱した"食品衛生新5S"とは異なり，"整理，整頓，清掃，しつけ，修理・修繕"となっている[3]．"修理・修繕"という新しい概念が付与されているが，現場の実情から見たとき，修理・修繕はあくまでも後追い的対応であり，食の安全を予防的に保証するというHACCP的発想からは大きな後退であろう．

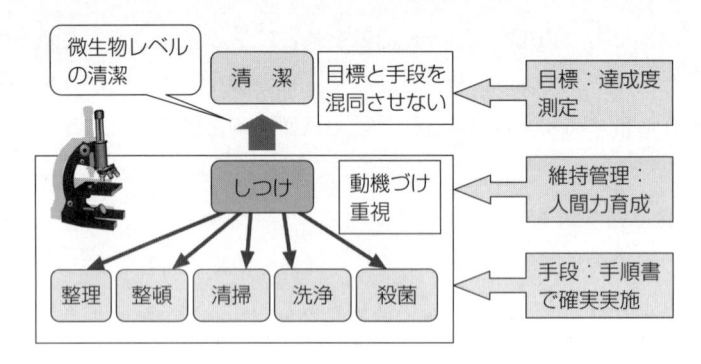

図 1.3 食品衛生 7S の基本概念

1.4 食品安全の基本は食品衛生 7S

食品衛生 7S は,"整理,整頓,清掃,洗浄,殺菌,しつけ,清潔"を指し,ランダムに並べられるものではなく,順序がある."整理,整頓"は,後で行う"清掃,洗浄,殺菌"の前提条件であり,しつけは,それらを従業員に行わせるための納得による行動である.その結果として,微生物レベルの"清潔"が保証される.もちろん,"整理,整頓"においては,整理が先で,整頓はその後にくる."清掃,洗浄,殺菌"においても同じであり,清掃され大きなごみやホコリなどが取り除かれた後の洗浄は大きな効果を発揮するし,清掃・洗浄された後の殺菌でなければ,殺菌の効果を十分に出すことはできない.

1.4.1 整 理

食品衛生 7S では,"整理"を次のように定義する.

> 整理とは,"要るものと要らないものとの区別を行い,要らないものを処分すること".

現場に置かれている物品について,それが要るものか要らないものかについては,現場の人はよく分かっている.しかし,それを処分するとなると管理責

第1章　TQMの一環としてのISO 22000システム構築

任者などしかるべき人の判断や決裁が必要となる．しかし，この人たちは，"もったいない，いつか使うだろう"と思い，処分できない．そこで，ルールを決めて処分することになる．しかし，それでも判断がつかないモノは，一定時間保管後，再度判断することにする．

1.4.2　整　頓
食品衛生7Sでは，"整頓"を次のように定義する．

> 整頓とは，"要るものの置く場所と置き方，置く量を決めて識別すること"．

整頓は，必要なモノがすぐにとれて，戻しやすい状況を作ることであり，パートタイマーやアルバイトなどの新入社員でも，必要なモノが的確にとれる状態である．そのためには，置く場所と置き方を決めるとともに，表示を的確にして識別できるようにすることが大事であり，"指定席化"とか"定位置管理"といわれている．

写真1.1の左側の写真は，工具箱である．工具箱の中にどのような工具が入っているかは，一目しただけでは分からない．ややもすると必要な工具が見つからず，どこから入ったのか分からないボルトやナット類が入っているのが現場の工具箱である．これを右側のような"工具ボード"にすると，どのような工具があるのかが一目瞭然で分かる．これが"整理"である．しかし，これを"整頓"と誤認しているところが多い．この工具ボードの工具を一度にほとんどすべて使ったとき，確実に元に戻せるであろうか．写真1.2は，工具ボードに影絵と工具の名称を書き，さらにすべてがそろったときの写真が添えてある．この状態であれば，新入社員でも的確に工具を持ち出すことができ，かつ元に戻せるであろう．これらが"整頓"である．

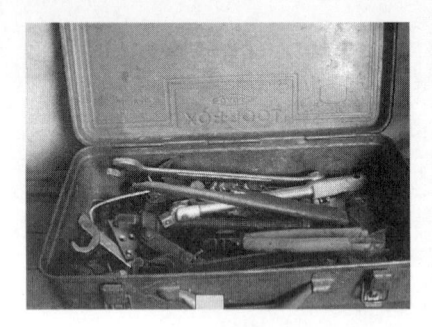

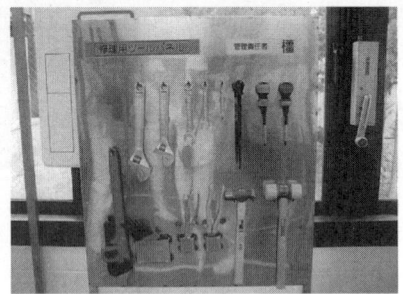

写真 1.1 工具箱から工具ボードへ（整理）

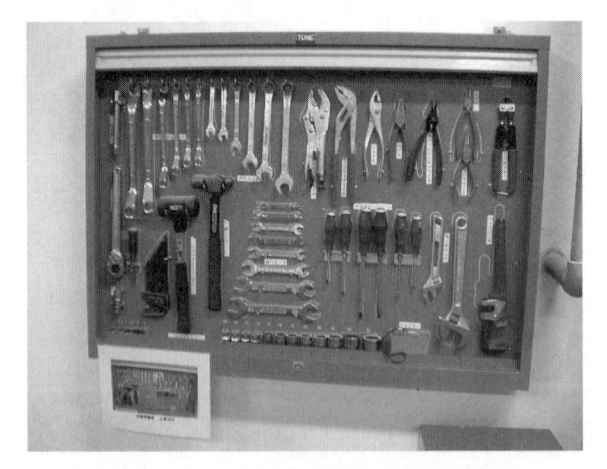

写真 1.2 これが整頓だ［雪印乳業(株)磯分内工場］

1.4.3 清 掃

食品衛生 7S では，"清掃"を次のように定義する．

> 清掃とは，"ゴミやホコリがないよう見た目にきれいにすること"．

整理・整頓は，清掃の前段階である．昔，小学校高学年になると教室の掃除当番が定期的に回ってきた．いすを机の上にあげ，いすと机を教室の後方に集める．何もなくなった前方部分をほうきで掃き，ぞうきんで拭き掃除する．そ

の後，いすと机を掃除が終わった場所に移動させ，残りの部分について同じように掃除をした．これは意識することなく，整理・整頓をした後に，清掃作業をしていたのである．

食品企業における清掃は，多くの場合洗浄・殺菌を伴う．この点が，工業5Sと大きく異なる点である．清掃方法については，ビルメンテナンス業界において現場的な検討が行われ，理論化も進んでいる．

1.4.4 洗　浄

食品衛生7Sでは，"洗浄"を次のように定義する．

> 洗浄とは，"湿潤状態で水や洗剤を用いて，汚れを取り洗い清めること"．

洗浄は一般的には清掃の一部分である．しかし，乾燥状態で行う作業を清掃，水を用いて湿潤状態で行う作業を洗浄と区別することが多い．洗浄においては，汚れの性質と特性を知り，水の温度や洗浄剤を決める必要がある．一般的に冷水よりも温水の方が洗浄効果は高いとされているが，ボイラなどから温水を得るにはエネルギーが必要になるので，目的を明確にして洗浄方法を決定する必要がある．

洗浄により，食品原材料や設備・機器などに付着している微生物を除去することができる．しかし，その効果は限定的で，完全除去は無理と見るのが常識であるので，洗浄による微生物除去の目標レベルの設定が必要であろう．

実際的な作業手順は，標準作業手順書（SOP）や衛生標準作業手順書（SSOP）などの様式にまとめておく必要がある．洗浄は，後述するISO 22000の前提条件プログラムの中の重要な要素である．

ドライ化　ここで，湿潤状態の対極にある"ドライ化"について述べておきたい．食品工場においては，とかく床面に水を流す傾向が強い．そのため，作業効率の悪い長靴が必要となる．ドライ化は決して水を使わないことではない．使用する水を工場内の決められた場所のみに限定させ，水を床に垂れ流しにせ

ず，床面の多くを乾燥状態にすることである．このためには，配水管からの水が確実に排水溝に流れ，床面に拡散しないような配慮が必要である．写真 1.3 は，そのような配慮をした配水管の一例である．このように先端を曲げて，水が確実に排水溝に流れるようにするのは，それほど難しいことではない．

　ドライ化を実現させ，スニーカーで作業を行っている企業の現場をぜひ見学してほしい．そのような事例を知ることがドライ化の第一歩である．

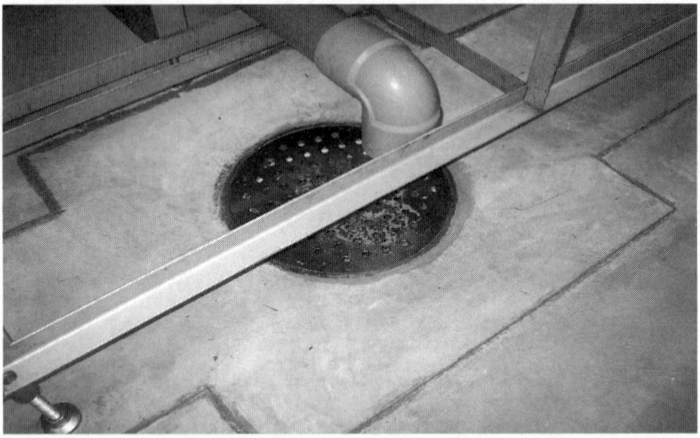

写真 1.3　排水設備

1.4.5　殺　菌

食品衛生 7S では，"殺菌"を次のように定義する．

> 殺菌とは，"細菌などの微生物を殺滅又は除去すること"．

　殺菌には，積極的に微生物を死滅させる方法とともに，微生物の発育を阻害し，増殖させないようにする方法も含まれる．言葉としては，殺菌，滅菌，消毒，制菌，静菌，除菌など多くの言葉が用いられ，業界により，分野により，それぞれ異なった定義を持っている．

　食品工業で最もよく用いられる殺菌方法は加熱殺菌であるが，薬剤を用いる

冷殺菌・薬剤殺菌も多用されている．殺菌剤を用いるときには，その種類・特性・濃度・作用温度などについてよく検討し，実際的な作業手順についてはマニュアルを準備しておく必要がある．

　食品安全ネットワークの2004年海外研修旅行において，カナダ・バンクーバー郊外の"フレチャズ・ファイン・フード"を見学した．この工場では，夜間に，床面・機械などの清掃・洗浄・殺菌を17人の専従従業員が担当して，約8時間をかけて行っている．朝，始業前に品質管理担当者がATP法により，清掃・洗浄・殺菌作業の結果がどうであるかを判定し，"合"のときには製造作業が始まるが，"否"のときには再度清掃・洗浄・殺菌作業を行うという．この工場において，工場長は"清掃作業などは，製造が終わった後の片づけではなく，安全な食品を製造するための準備作業である！"と語った．言い得て妙であり，目からうろこが落ちた感じがした．

　掃除などの作業は，後片づけではなく，衛生的な作業を行うための準備作業と位置づけられなければならないものである．それを適切に行わせるためには，そのための資源（人，モノ，時間など）が必要であり，トップはそれを保証しなければならない．さらに，人によるばらつきをなくし，いつでも同じ効果を得るためには，作業手順書・マニュアルが必要である．

　さらにこれらの作業は，TPO（時，場所，目的）に応じて考えなければならず，通常は，日常的作業，定期的作業（週末作業，月末作業，期末作業など）に分けて対応すべきである．詳細は，筆者らの"ISO 22000のための食品衛生7S実践講座"第2巻"洗浄・殺菌編"を参照願いたい[2]．

1.4.6　しつけ

食品衛生7Sでは，"しつけ"を次のように定義する．

しつけとは，"'整理・整頓・清掃・洗浄・殺菌'におけるマニュアルや手順書，約束事，ルールを守ること"．

食品衛生7Sのしつけは，家庭や学校のしつけとは異なる．決めたことを守り決められたとおりにさせることである．気持ちのよいあいさつ，嘘をつかない，隠しごと・言い訳をしないことは大事である．知っていてルールを守らない者には，厳しくしかる必要がある．知らない者には，納得するまで教える必要がある．しかし，知っているが守れない又は守りにくいルールであれば，ルールの見直しをして改訂すればよい．この点が，家庭や学校における社会規範としてのしつけとの大きな違いである．

1.4.7 清　潔
食品衛生7Sでは，"清潔"を次のように定義する．

> 清潔とは，"'整理・整頓・清掃・洗浄・殺菌'が'しつけ'で実現し，維持されている製造環境のこと"．

既に書いたようにこの"清潔"は肉眼で見ただけの清潔ではなく，微生物レベルの清潔でなければならない．そのためには微生物検査が必須であるが，最近はATP法を用いた汚染度の測定で，この清潔を保証することが多くなって

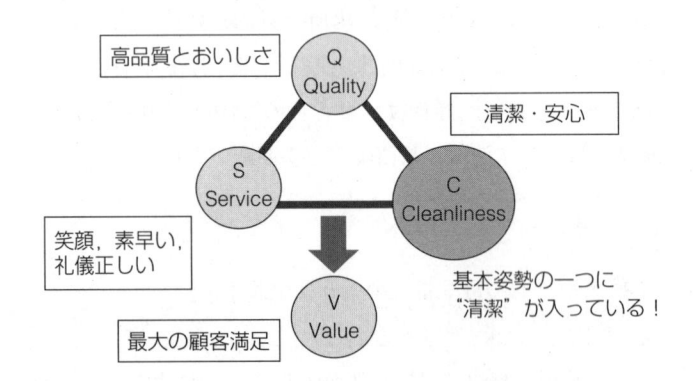

図 1.4　マクドナルド店舗の基本姿勢

山口廣太郎『マクドナルド パート・アルバイト・超短期育成ノウハウ』，経林書房，2000.04

きた．食品衛生 7S の目指すモノ，それがこの微生物レベルでの清潔である．

マクドナルドにおいては，図 1.4 に示すように，Quality（高品質とおいしさ），Service（笑顔，素早い，礼儀正しい），及び Cleanliness（清潔，安心）の 3 要素があいまって Value（最大の顧客満足）すなわち利益が生まれるという．その 3 要素の一つに "Cleanliness 清潔" が入っており，その説明には，1) Clean, Clean, Clean and Clean（磨きまくれ！），2) Sanitation（食品衛生），3) Clean as You Go（行くところすべて清潔にせよ）としている．実にうまい表現で清潔の重要性が指摘されている [4]．

1.5　HACCP システムは全社的品質管理の土台の上に成り立つ

1989 年に発表された HACCP 7 原則は，大変簡単なものであり，そこには企業における工場管理／品質管理的要素は含まれていなかった．HACCP システムは，現在でも世界的に認められている食の安全性を保証する管理システムであり，その主要課題は USDA の HACCP の名称のところでも説明したように微生物汚染対策である．しかし，食の安全のみを製造工程のみの管理で保証しようとしたシステムでもあった．なぜそのようになったのか．少し歴史的に見てみたい．

1.5.1　HACCP の誕生と再発見

1969 年 7 月 20 日，人類は初めて月の表面に降り立った．この大成功を収めたアポロ計画において，宇宙飛行士のための安全な食事を準備する方法論として HACCP システムは開発された．1970 年，大阪府千里丘陵で行われた万国博覧会の米国館には，その時持ち帰られた "月の石" が展示されていた．翌 1971 年，Pillsbury 社は，この方法論を学会発表した．しかし，その当時，後述する理由で "医薬品の微生物汚染対策" が世界的に行われている時代だったので，この発表は，それほど大きな影響を与えなかった．

1982 年，米国中西部の州でハンバーガーを原因食とする腸管出血性大腸菌

O 157 の大規模食中毒事件が起こった．その O 157 予防策として，米国科学アカデミーが提案した方法，それが HACCP システムである．科学アカデミーの勧告に従って，HACCP システムを企業に導入するための方法論が産官民軍の共同で研究され，1989 年，HACCP システム導入のための"7 原則"が発表された．

> **HACCP 7 原則**
> 1. 危害分析
> 2. 必須管理点 CCP の決定
> 3. 管理基準 CL の決定
> 4. モニタリング方法の決定
> 5. 改善措置の決定
> 6. 検証方法の決定
> 7. 記録の維持管理方法の決定

この 7 原則に従って HACCP システムが導入できるかどうかの試行がいくつかの企業規模・業種について行われている途中の 1993 年，また O 157 による大規模食中毒事件が起こった．1982 年に起こった食中毒事件とほぼ同じ事件が起こるのは，行政の怠慢ではないか，行政は何をしていたのかというクレームが消費者運動から出たので，翌年 FDA による魚介類 HACCP，次いで USDA による畜産品 HACCP があい次いで発表された（表 1.1）．

1.5.2 医薬品の GMP から食品 GMP へ

医薬品の微生物汚染問題は，1964 年にスウェーデンで発生した眼軟膏に混入していたサルモネラ菌による失明事件が端緒である．この事件を契機に調査をすると多くの医薬品が微生物に汚染されており，ひどい場合は一般生菌数 $10^8 \sim 10^9$/g もの汚染が見いだされる丸薬もあった．その対策として，GMP（Good Manufacturing Practices）が打ち出され，WHO などが先頭に立って

第1章　TQMの一環としてのISO 22000システム構築　　25

表1.1　米国におけるHACCPの歴史

1971年	Pillsbury社が，HACCPを発表
1982年	ハンバーガーによる腸管出血性大腸菌O 157による集団食中毒事件
1985年	NASによるHACCP導入の勧告
1989年	7原則発表
1993年	Jack in the Box集団食中毒事件 ―原因食：ハンバーガーのひき肉中のO 157 ―消費者団体からの突き上げ
1994年	FDAによる水産食品HACCP
1995年	USDAによる食肉HACCP
2001年	FDAによるジュースのHACCP

この対策に奔走した．FDAは1978年に"GMP for Phamaceutical Products"を連邦法として制定し，前向きに対応していた．その医薬品のためのGMPは同じFDAの食品部門でも採用されることになり，1986年には連邦法として制定された．HACCP 7原則発表の2年前である（表1.2）．

表1.2　米国のGMP

1964年	医薬品の微生物汚染問題が起こる
1970年代	GMPによる，医薬品の微生物汚染対策が世界的に進む
1978年	FDAによる"GMP for Pharmaceutical Products"制定 — Federal Regulation 21 CFR Part 210 & 211
1980年代	医薬品以外の分野にGMPの対象が拡大 — Improving Food Safety Through updating US FDA GMP Practices (last updated 1986) — Federal Regulation 21 CFR Part 110

1.5.3　品質管理活動の日米交流史

話は変わるが，日本に品質管理活動が入ってきたのは第2次世界大戦後である．1950年代初頭，米国から，管理図と抜取検査を中心とする"統計的品質管理（SQC）"が導入された．米国生まれの品質管理は，日本において独自

の発展を遂げ，全員参加の TQC (Total Quality Control) や CWQC (Company Wide Quality Control) として結実する．"Made in Japan" という語は，1960 年代以前においては "安くて粗悪な製品" という語感であったが，1960 年後半には "安くて良い品質" という語感に変化する．この変化は，日本における品質管理活動の成果の表れである．

日本製品の品質が急速に良くなった原因を研究するため世界中の国々から視察団が日本に来る．日本発展の原因が，トップダウン型の方針管理とボトムアップ型の全員参加による QC サークル活動などによることが明確になってくる．その経過を米国民に強く印象づけたのが，米国 3 大ネットワークの一つである NBC テレビによる "If Japan can, why can't we?" である．"日本でできたのに，なぜ我々はできないのか" というこの番組の影響は甚大であった．日本の品質管理を主導したのは米国人のデミング博士であり，デミング賞は世界で最高の品質管理賞であることが，米国人に知らされる．早速，1900 年生まれのデミング博士が注目され，以後，博士が亡くなる 1998 年まで米国各地で "デミング品質管理講座" が熱狂的な状況で行われる（表 1.3）．

表 1.3 品質管理の日米交流

1950 年代	米国から QC 手法を学習（SQC）
1960 年代	日本における品質管理の発展（TQC, CWQC）
1970 年代	日本の品質管理が米国に波及
	―1973 年　ロッキード社の QC サークル視察チーム来日
	―1979 年　"Business Week" 誌,「米国企業，日本方式で品質管理」
1980 年	NBC テレビ "If Japan can, why can't we?" を放映 ―米国で品質管理のブーム

このような状況を受け "米国国家品質管理賞" が 1987 年に制定され，時の大統領レーガンから IBM や GM にこの賞は授与される．米国は "合州国" であるため，連邦と同じ賞が各州でも制定され，米国全土で品質管理活動が活発になる．1989 年にはフロリダ電力が日本のデミング賞を海外で初めて受賞し

第1章 TQMの一環としてのISO 22000システム構築　27

ている（表1.4）.

表1.4　米国のQC活動

1980年	NBCテレビ放映 　―デミング博士が米国で再評価 　―各州がQCの取組み奨励
1987年	国家品質管理賞，Malcolm Baldrige National Quality Award創設 　―各州が，独自の"州品質管理賞"を創設 　―米国全土で，品質管理運動が盛り上がる！
1989年	Florida Power and Light社，日本のデミング賞を受賞（海外企業初）

1.5.4　7原則は品質管理の上に制定された

HACCP導入のための7原則が発表された1989年は，このような状況の年であった．すなわち，米国の企業においては全社的品質管理活動が展開され，医薬品・食品企業においてはGMPが行われていた．そのため，HACCP導入のための方法として簡単な"7原則"のみでよかったのである（図1.5）．ところが，日本をはじめ多くの国は，HACCPシステムにおけるCCP管理という目新しい言葉にまどわされ，その土台にある品質管理を無視してしまった．一方，国境線で米国と接しているカナダは，一般的衛生管理であるPRP中心で

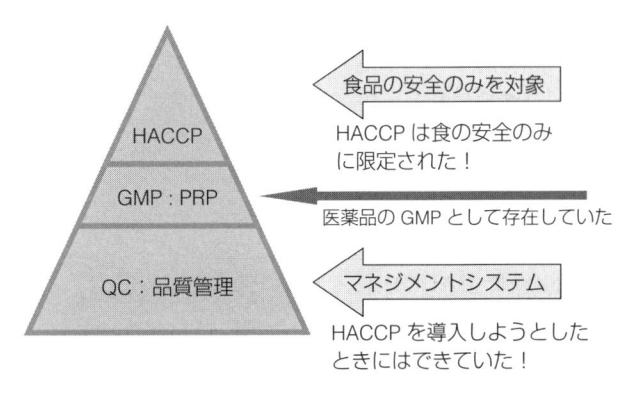

図1.5　米国におけるHACCPとQCの位置づけ

はあるが，米国における状況を十分に把握していたので，品質管理までも含めた衛生管理を提唱している（ただし，品質管理は推奨部分で審査の対象には入っていない）（図 1.6）．

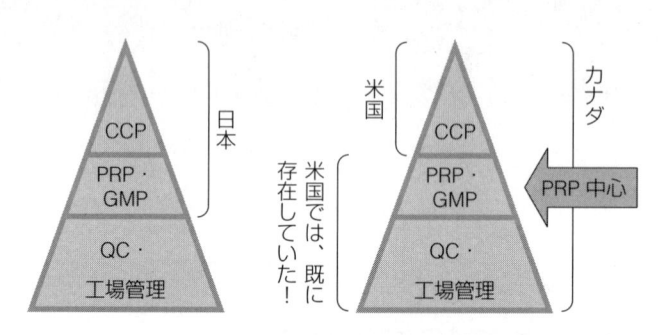

図 1.6 各国 HACCP の概略範囲

HACCP システムは，全社的品質管理と GMP を土台として築かれるものであり，HACCP は，品質管理活動の一環として行われるべきものである．1998 年，食品安全ネットワークの海外研修旅行で訪れたアイダホ州のシンプロット社では，HACCP は同社が行う"シンプロット品質管理活動"のごく一部分の位置づけであった．さらに 1999 年暮れにカリフォルニア州のある羊肉工場に行って"御社の HACCP システムはどのようにされていますか？"と質問したところ，"当社の品質管理は……"という返事が返ってきたのには驚かされた．彼らは，品質管理活動の一環として，HACCP を行っているのである．日本の一部には，品質管理活動と衛生管理は根本的に異なるという主張をする勢力がいるが，企業の実情を知らず，世界の現実を知らないものの戯言なのかもしれない．

1.5.5 ISO 22000 は HACCP システムの欠点克服の道

ISO 22000 は，このような HACCP の現実に目を向け，品質管理のマネジメントシステムと HACCP を融合すべく，品質管理の一つの国際規格である ISO 9001 を基礎に，そこに HACCP 的概念を組み込んだものといえる．これ

第1章　TQMの一環としてのISO 22000システム構築　　29

を概念的に図示すると図1.7となろう．ゆえに，HACCPシステムのみで企業における製品である食の安全性を守るには限界があった．全社的品質管理活動のほんの一部分が，HACCPシステムなのである．この点の理解ができていない者がなんと多いことか．図示すると図1.8となる．筆者らは，このHACCPの欠点を次のように要約した[5]．

① トップの関与・責任が明確でない．
② 製造工程のみの片手落ちな仕組みで，企業における全社的品質管理（QC）システムの部分システムである．
③ 企業内の他の部門との協調・協力関係が不明確．
④ 原材料調達段階である購買についての対応が弱い．
⑤ 工場から出荷された食品の，流通段階における対応が明確でない．

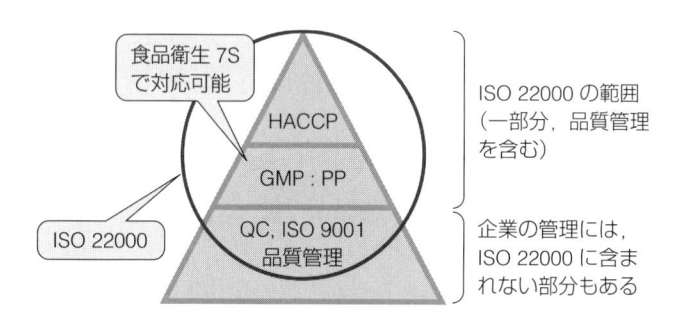

図1.7　ISO 22000の範囲

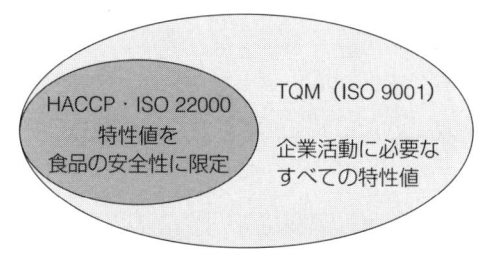

図1.8　HACCP・ISO 22000はTQMに含まれる

⑥ 本来ソフト的なシステムであったのに，日本ではハード対策中心になってしまった．

⑦ 日本では，企業のシステム審査に精通していない人たちが審査を行ったので，効果的な審査ができなかった．

1.6 ISO 22000:2005 の特徴

1.6.1 ISO 22000 の "key elements"

ISO 22000:2005 の規格"序文"に食の安全性を守るための"key elements"として次の4項目が挙げられている．

① 相互コミュニケーション

② システムマネジメント

③ 前提条件プログラム（PRP）

④ HACCP 原則

①と②は，ISO 9001 においても強調されるものであるが，①については，"フードチェーン内の川上と川下も両方の組織間のコミュニケーション"を指すと説明されている．自社を中心に，供給者と顧客ということになる．②は，ISO 9001 以来のマネジメントシステムの根幹を指すものであり，仕組み作り・工程管理による食品安全の確保をうたっている．

一方，③と④は HACCP に基づいた ISO 22000 独自の項目であり，③の PRP は食品製造環境の管理による食品安全の保証，④は CCP 管理による食品安全の保証といえよう．ISO 22000 においては特に PRP による環境衛生管理による食品安全の実現に力点が置かれており，ハザード対策もまずオペレーション PRP での対応を考え，それで対応できないときに CCP を考えるとなっているので，CCP のない ISO 22000 システムもあり得ることになる．

1.6.2 ISO 22000 の Abstract

スイス・ジュネーブにある ISO 本部ホームページ上の ISO 22000 の説明

第1章　TQMの一環としてのISO 22000システム構築　　31

に，ISO 22000の"Abstract"が掲載されている．Abstractの文章は，この規格の特徴・本質を述べたものであり，そのまま規格の"1. 適用範囲"になっているので，以下この文章を検討したい．なお，訳文は筆者らの拙訳で，かなり意訳してあり規格対訳版[6),7)]などとは異なっている．

ISO 22000:2005 specifies requirements for a food safety management system where an organization in the food chain needs to demonstrate its ability to control food safety hazards in order to ensure that food is safe at the time of human consumption.（ISO 22000:2005 は，その食品が人による消費の時点で安全であることを保証するために，フードチェーン内の組織が食品安全上の問題を制御する能力を示す必要がある場合における，食品安全マネジメントシステムのための要求事項を指定する．）

ここでは，ISO 22000:2005 規格がどういう目的のために作成されたかが明記されている．日本語にすると分かりにくいが，この規格は，食品安全ハザードを制御する能力を need to demonstrate したい（自慢したい）企業のための要求事項を特定している．ゆえに，ハザードを制御する能力が十分にあっても need to demonstrate したくなければ，関係ない規格といえよう．

It is applicable to all organizations, regardless of size, which are involved in any aspect of the food chain and want to implement systems that consistently provide safe products. The means of meeting any requirements of ISO 22000:2005 can be accomplished through the use of internal and/or external resources.（この規格は企業規模に関係なく，フードチェーンのあらゆる面に関係する，また，一貫して安全な製品を提供するシステムを運用したいと思うすべての組織に対して適用できる．ISO 22000:2005 のすべての要求事項を満たす方法は，内部及び／又は外的な資源の使用によって達成することができる．）

食品産業は，概して中小零細企業が多いとされているが，それは日本だけのことではない．企業規模に関係なくこの規格は適用できる．また，HACCPは食品製造・加工業だけが対象であったが，フードチェーンのどこかに関連する業種はすべて，この規格の認証を受けられることになった．関連業種としては，図1.9の右側に示されている "農薬，肥料及び動物用医薬品製造業者"，"材料及び添加物生産のためのフードチェーン"，"輸送及び保管業者"，"設備・機器製造業者"，"洗浄剤及び消毒剤製造業者"，"包装材料製造業者"，"(ビルメン，PCO，エンジニアリングなどの) サービス提供者" などが含まれる．

　ISO 22000:2005 specifies requirements to enable an organization (ISO 22000:2005 は組織が行わなければならない，要求事項を特定する) 以下に示す7項目の要求事項が示されている．

　—to plan, implement, operate, maintain and update a food safety management system aimed at providing products that, according to their intended use, are safe for the consumer, (意図された用途に従って消費者にとって安全である製品を提供することを目的とする食品安全マネ

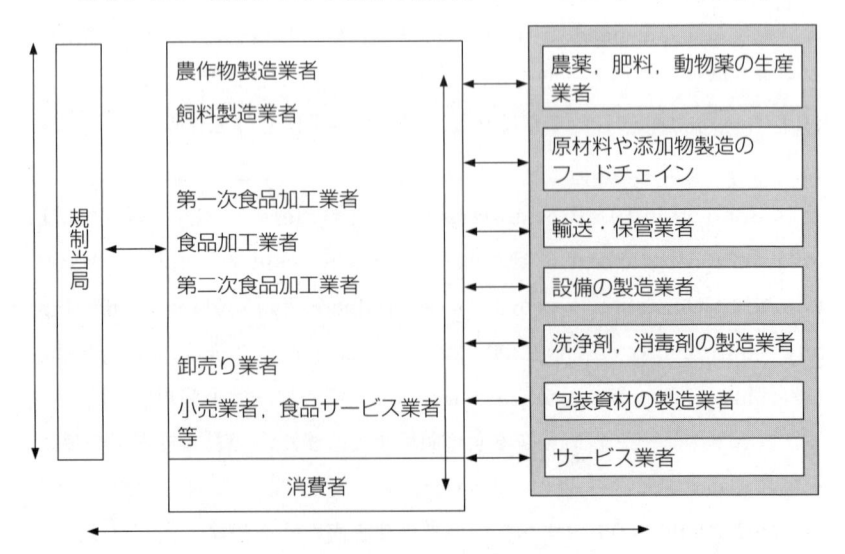

図1.9 ISO 22000 の対象業種は大変広い！

第1章　TQM の一環としての ISO 22000 システム構築

ジメントシステムを計画し，実行し，運用させ，維持し，そして更新せよ）

この文章は，ISO 9001 や ISO 14001 などのマネジメントシステムに共通する文章であり，ISO 22000 もマネジメントシステムなのでこの記載が最初に書かれてある.

　—to demonstrate compliance with applicable statutory and regulatory food safety requirements,（食品安全の要求事項が，適切な法令及び規定に適合していることを示せ）

日本の一部の食品企業が compliance のない行動を取ったことは，記憶に新しいが，国際的な規格においても compliance が重要視され 2 番目に記載されていることに驚く．考えてみれば BSE に汚染された肉骨粉を平気で発展途上国に売却する国,法の盲点を利用して農薬づけしたような野菜を売りつける国，取り除くと約束した背骨入りの肉を売って何ら問題なしとする国など，compliance 違反の例は国際的にも多い．先ごろから，ISO 26000 企業の社会的責任の規格が，検討されていることとあわせて考えると，国際的にも compliance は重要な概念となろう．

　—to evaluate and assess customer requirements and demonstrate conformity with those mutually agreed customer requirements that relate to food safety, in order to enhance customer satisfaction,（顧客満足を高めるために，顧客要求事項を評価し，判定せよ．また，顧客満足を高めるために，食品安全に関連する相互同意された顧客要求事項に適合していることを示せ）

何のために食品安全を守るのか？　顧客の喜ぶ商品を作り顧客満足を高め，売上げ増進，利益の増加，そこまでは明記されていないが，顧客満足度を高めるために，顧客の要求を評価し判定することは，企業活動にとっても必須のことであろう．

　—to effectively communicate food safety issues to their suppliers, customers and relevant interested parties in the food chain,（フードチ

ェーン内の原料供給者，顧客及びその他の利害関係者に，効果的に食品安全問題を伝えよ）

企業が安全な食品の製造のために努力し，食品安全に関連する問題に真剣に取り組んでいることを，積極的に利害関係者に伝えよというものである．この要求事項が強くなると，ISO 14001 の環境報告と同様に"食品安全活動報告"を作成しなければならないようになるかもしれない．

　—to ensure that the organization conforms to its stated food safety policy,（組織が，宣言した食品安全方針に適合していることを確実にせよ）

組織は文書化された食品安全宣言を作成し，それに従って活動していることを示せということで，先の"食品安全活動報告"と同列といえる．

　—to demonstrate such conformity to relevant interested parties, and（そのような適合性をその他の利害関係者に示せ）

これも，"食品安全活動報告"と同列にとらえてよかろう．要は，食品安全問題に積極的に取り組み，ISO 22000 などに適合する活動を行っていることを積極的に利害関係者に PR せよとのことである．

　—to seek certification or registration of its food safety management system by an external organization, or make a self-assessment or self-declaration of conformity to ISO 22000:2005.（外部の組織により食品安全マネジメントシステムの認証か登録を追求するか，又は ISO 22000:2005 への適合性を自己評価もしくは自己宣言により行え）

この文章は ISO 14001 にも記載されているもので，前半は通常の ISO 9001 や ISO 14001 などの審査を行っている団体により，ISO 22000 の審査・認証・登録をすればよいということであるが，後半は自己評価による自己認証が可能なことが記載されている．審査・認証・登録にはかなりの経費が必要であり，中小企業にとってはそれが負担にもなっている．そのような現実に対する対応であろう．しかし，はじめから自己評価・自己認証はかなり難しい．まずは，ISO 22000 の審査をどこかの団体にしてもらい，3 年経過後の継続審査の時点で，自己評価・自己宣言に移行することを考えるのも一考であろう．

1.7 前提条件プログラム（PRP）は食品衛生 7S に含まれる

1.7.1 安全な製品の計画及び実現

ISO 22000 規格の第 7 章は，"安全な製品の計画及び実現"について記載されている．安全な製品の計画及び実現は，HACCP システム的アプローチで行われなければならない．

規格"7.1 一般"では，

- 組織は，安全な製品の実現に必要なプロセスを計画し，構築すること．
- 組織は，計画した活動及びその活動の変更を実施し，運用し，その有効性を確実にすること．
- これは，PRP 並びにオペレーション PRP 及び／又は HACCP プランを含む．

と規定されている．安全な製品の実現のために，"PRP 並びにオペレーション PRP 及び／又は HACCP プラン"を用いるのである．PRP とオペレーション PRP については，次のように定義されている．

- PRP（前提条件プログラム）：人間による消費にとって安全な最終製品及び安全な食品の生産，取扱い及び提供に適切なフードチェーンの衛生環境を実現するために必要な食品安全基本条件及び活動．
- オペレーション PRP：食品安全ハザードの製品又は加工環境への混入及び／又は製品又は加工環境における食品安全ハザードの汚染又は増加の起こりやすさを管理するために不可欠なものとしてハザード分析によって明確にされた PRP．

1.7.2 前提条件プログラム（PRP）

PRP については，規格"7.2 前提条件プログラム（PRP）"に詳しく記載されているので，少し長くなるが規格文を引用する．

7.2.1　組織は，次の事項を管理するために PRP を確立し，実施し，維持

すること．
a) 作業環境を通じた，製品への食品安全混入の起こりやすさ
b) 製品間の交差汚染を含む，製品の生物学的，化学的及び物理的汚染
c) 製品及び製品加工環境における食品安全ハザードの水準

7.2.2 PRP は，次の事項を確実にすること．
a) 食品安全に関する組織の必要性にとって適切なものである．
b) 作業の規模及び種類，並びに製造される及び／又は取り扱われる製品の性質にとって適切なものである．
c) 全般に適用されるプログラムとして又は特定の製品又は作業ラインに適用されるプログラムとして，生産システム全体で実施される．
d) 食品安全チームによって承認される．
組織は，上記事項と関連する法令・規制要求事項を明確にすること．

7.2.3
　PRP の検証は計画され，PRP は必要に応じて変更されること，検証及び変更の記録を維持すること．
　PRP に含まれる活動がどのように管理されるかを，文書で規定することが望ましい．
　このようなプログラムを確立する場合，組織は次のことを考慮すること．
a) 建物及び関連設備の構造並びに配置
b) 作業空間及び従業員施設を含む構内の配置
c) 空気，水，エネルギー及びその他のユーティリティの供給源
d) 廃棄物及び排水処理を含めた支援業務
e) 設備の適切性並びに清掃・洗浄，保守及び予防保全のしやすさ
f) 購入した資材，供給品，廃棄及び製品の取扱いの管理
g) 交差汚染の予防手段
h) 清掃・洗浄及び殺菌・消毒

i) そ族，昆虫等の防除
j) 要員の衛生
k) 適宜，その他の側面

PRPの検証は計画され，PRPは必要に応じて変更されること，検証及び変更の記録を維持すること．

PRPに含まれる活動がどのように管理されるかを，文書で規定することが望ましい．

1.7.3 食品衛生7SとPRP

PRPは，日本版HACCPである総合衛生管理製造過程において，"一般的衛生管理"とか"PP"と呼ばれていたもので，HACCPシステム導入以前に，あらかじめ構築しておく必要のあるものとされている．しかし，総合衛生管理製造過程の審査では，施設設備のハード的改善ばかりが指摘され，あまり重要視されていなかった．ISO 22000では，HACCPシステムが有効に働くための土台としてPRP構築が明確に要求されている．

PRPとして組織が具体的に行わなければならないa)～k)で示された項目の多くは，食品衛生7Sが取り上げるものであり，PRPは食品衛生7Sに含まれ，この意味において食品衛生7SはISO 22000の土台といえる．さらによく考えると，食品衛生7Sは，PRPを完全に包含するものと考えられる（図1.10）．特に食品衛生7Sに含まれるしつけは，PRPに含まれる教育とは少し異なり，納得による動機づけとして維持管理活動における人間力育成に重点を置き，これを欠いてはPRPの効果は発揮できない．

ISO 22000においては，PRPによる環境衛生管理を十分に行うことにより，食品の安全性を保証しようとしている．危害分析においてハザードと認定されたときは，まずはPRPでの対応を考える．もし，PRPでそのハザードを封じ込めることができれば，そのPRPはオペレーショナルPRP（oPRP）と呼ばれ，おおむねSSOPなどに該当するものである．ハザード対策を環境衛生対

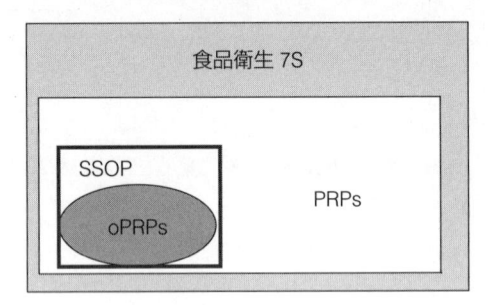

"しつけ"を含む"食品衛生7S"は，実質的には，PRPを完全に含み，さらに広い範囲をカバーする

図 1.10 食品衛生 7S は PRP を包含する

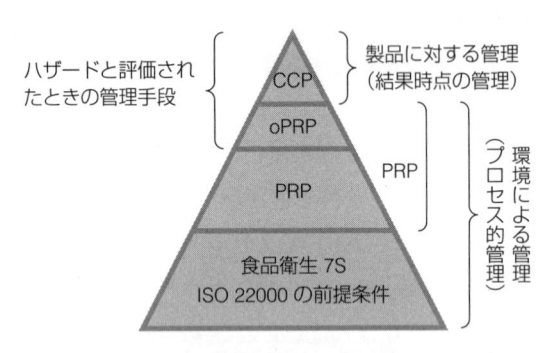

図 1.11 ISO 22000 は食品衛生 7S がなければ成り立たない！

策である oPRP で対応できないとなると，製品そのものに手を打つことになり，HACCP プランを作成し，必須管理点 CCP で対応することになる．以上の関係を図示すると図 1.11 となる．

1.8 企業発展と食品安全

1.8.1 ISO 22000 は ISO 9001 ＋ HACCP ではない

ISO 22000 食品安全マネジメントシステムが話題に上り始めたころは，HACCP の欠点であるマネジメントシステムの不足を，ISO 9001 で補足した規格，すなわち，

第 1 章　TQM の一環としての ISO 22000 システム構築　　39

ISO 22000 = ISO 9001 + HACCP

と認識されていたが，規格案の提示から成立に至る過程で，単なる ISO 9001 と HACCP との和ではないことが明らかになってきた．数式的に単純に書くと図 1.12 のようになり，購買と新製品開発が抜け落ちている．それでよいのだろうか？　購買は，安価で安全な原材料の購入を担当する部署である．ここが正当に機能せず，エンテロトキシン混入の粉ミルクを使用した結果とんでもない事件になったことは，多くの人の知るところである．また，昨今の変化の激しいときに新製品開発なしで対応できるのであろうか．抜け落ちた 2 項目なしには企業の発展はあり得ない．

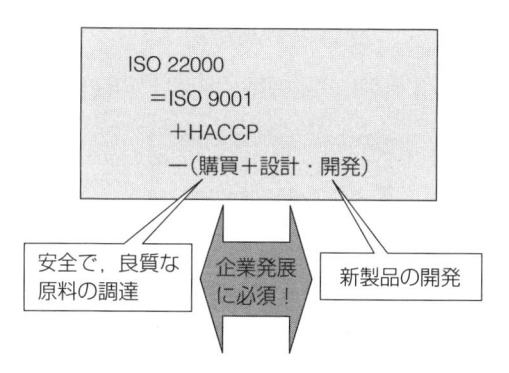

図 1.12　ISO 22000 ≠ ISO 9001 + HACCP

1.8.2　31000 システムの提唱

では，どうすればよいのか？　答えは簡単である．ISO 9001 と ISO 22000 との"和システム"を作り上げればよいのである．筆者らが参加する食品安全ネットワークでは，"9000 + 22000 = 31000"という計算でこれを"31000 システム"と呼んでいる（図 1.13）．単なる認証のための ISO 22000 食品安全マネジメントシステムの構築ではなく，企業発展の土台としての ISO 22000 システムを審査したいとするいくつかの審査団体では，食品安全ネットワークの提唱する"31000 システム"での審査を前面に出しているところもある．本当に企業発展に役に立ちマネジメントシステムの構築を考えたいものであ

る．"31000 システム"の構築の手順では，まず ISO 9001 システムの構築があり，そこに HACCP 的要素を加味して，31000 システムにするのがよいであろう．これを図示すると図 1.14 となろう．

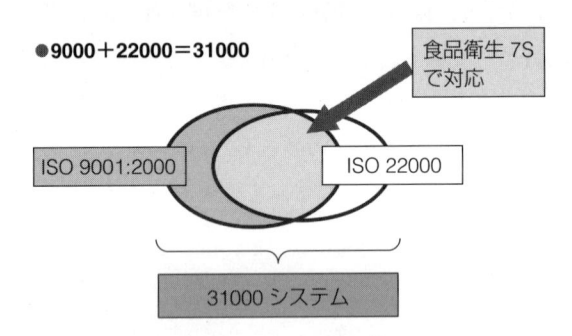

図 1.13　ISO 9001＋ISO 22000＝31000 システム

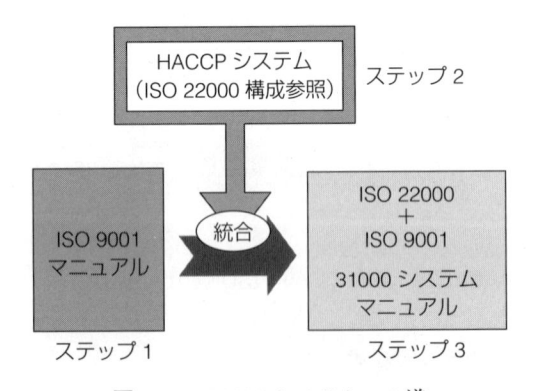

図 1.14　31000 システムへの道

1.8.3　おいしさの管理から TQM による魅力的品質へ

ISO 22000 は，あくまでも"食品安全マネジメントシステム"であり，食の安全を保証するシステムである．しかし，食品は安全なだけでよいのだろうか？　顧客は，"おいしく"なければリピーターになってくれない．そのため，安全とともにおいしさの保証も必要になる．オーストラリア連邦科学産業機構・食肉研究所は，おいしさを CCP で保証するシステムを，HACCP をもじ

第1章 TQM の一環としての ISO 22000 システム構築　　41

って PACCP（Palatability Assurance at Critical Control Point）と称している[8]．興味ある発想である．

安全でおいしい食品を作る．しかし，いったん顧客に買ってもらい，安全性やおいしさを確認してもらえなければ，企業発展につながらない．そのためには，備わっていて当然の安全でおいしい"当たり前品質"ではなく，顧客にとって"魅力的な品質"を備えた商品でなければならない．日本で進化した全社的品質管理 TQM（Total Quality Management）では，そのような指向をしている[9]．魅力的品質がどんどん開発できるような全社的品質管理システムこそ，今後の企業発展のために進む道ではなかろうか（図 1.15）．

食品衛生 7S を土台に ISO 22000 食品安全マネジメントシステムを構築し，安全で安心できる商品を開発し，企業発展・利益につなげていただきたい．

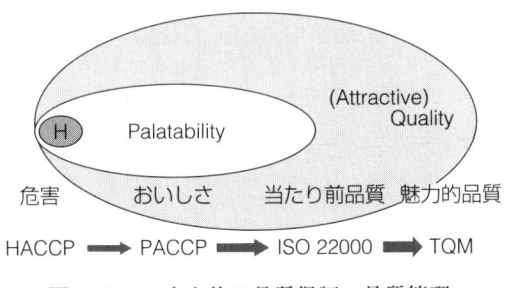

図 1.15　一歩上位の品質保証・品質管理

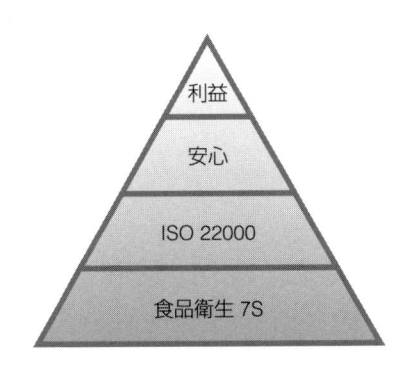

図 1.16　食品衛生 7S は企業の生き残り

参考文献

1) 米虫節夫編, 角野久史, 衣川いずみ(2004)：食品衛生新 5S 入門, 日本規格協会
2) 米虫節夫監修, 角野久史, 冨島邦雄編著(2006)：ISO 22000 のための食品衛生 7S 実践講座（全 3 巻）, 日科技連出版社
3) 東島弘明(2006)：新 5S で衛生チェック, 食と健康, No.5, pp.9-21
4) 山口広太(2000)：マクドナルドパート・アルバイト・超短期育成ノウハウ, 経林書房
5) 米虫節夫編, 金秀哲(2004)：やさしいシリーズ 10　ISO 22000 食品安全マネジメントシステム入門, 日本規格協会
6) ISO 22000:2005(2005)：Food safety management systems — Requirements for any organization in the food chain, 英和対訳版, 日本規格協会普及事業部
7) ISO/TC 34/WG 8 専門分科会監修(2006)：ISO 22000:2005 食品安全マネジメントシステム要求事項の解説, 日本規格協会
8) 細谷克也監修, 米虫節夫・角野久史・冨島邦雄編著(2000)：HACCP 実践講座 こうすれば HACCP システムが実践できる, 日科技連出版社, p.322
9) 狩野紀昭編著(1997)：現状打破・創造への道―マネジメントのための課題達成型 QC ストーリー, 日科技連出版社, p.32

流通から見た
食品安全マネジメントシステムの必要性

第2章

　食品企業は，食の安全生を保証する仕組みを構築しなければならない時代になっているということを自覚すべきである．ISO 22000 による食品安全マネジメントシステム（FSMS）は，そのような仕組み作りの一つである．

2.1　消費者の食品に対する意識は変化している

　2000 年の大手乳業メーカーの食中毒事件以後，消費者の食品に対する意識は変化していることを，クレーム等の申し出から見ることができる．

(1)　臭いや味に関する申し出

・長崎カステラ
　　開封して食べようとしたら，保存料のようなにおいがしました．
・日本のレモンマーマレード
　　防腐剤くさいです．特にひと口目がくさい……．
・合挽ミンチ
　　今回のものは妙に輸入牛くさかったです．それまではこんなことありませんでしたが，値段が安かったからでしょうか．

　消費者はにおいや味に対する不満をいろいろな言葉で表現する．消毒臭や薬品臭という表現が一般的であるが，"ゴキブリの味がする"とか"足の裏のに

おいがする", "猫のしっこのようなにおいがする" など多彩な表現をする．保存料や防腐剤の多くは無味無臭であるし，輸入牛も特有の臭いがあるわけではない．保存料や防腐剤は食品添加として使われているが，普通の消費者は食品添加物を安全だとは思っていない．また，輸入牛も，アメリカ牛のBSE問題があり，安全だとは思っていないのである．私が食べた食品は安全なのだろうかという不安の現れである．

(2) 異物混入に関する申し出

・アロエヨーグルト
　アロエの果肉に，取りきれてない皮や皮の固いところがあり，口にさわった．
・チキンピラフ
　食べているとき，骨のような物が出てきました．おそらく鶏の骨でしょうが，どういう過程で混入したのか，この骨のような物が何なのか，知りたいです．気に入っている商品だけに残念です．
・豚毛
　豚肉をフライパンで炒めていて，おかしなものが目に入ったので取ってみると，豚の毛が生えている部分だった．
・白身魚フライ
　骨が入っていて，舌に少し刺さりました．ときどき購入していますが，骨が入っていたのは，初めてです．

　日本人は食品の異物混入には寛大ではない．アロエの皮もチキンピラフの骨も白身魚の骨も原料由来のもので，本来は異物ではないのだから，日本以外の国ではクレームにはならない．ところが，日本は原料由来のものであっても異物混入問題となる．異物混入食品は安全ではないのである．

(3) メーカーの対応に対する申し出

- 賞味期限内に食べたのですが 30 個のうちの 1 個がすごくアルコールで湿っていて少し食べただけで気分が悪くなりました．メーカーに電話をしたのですが，工場の方は"消毒のアルコールが多くかかったためですね．"と軽く答えられただけでした．当時は友人の子どもも遊びに来ており，皆で食べていたので，もし子どもが食べていたらどうなっていたことかと思うと，メーカーのこのような対応を心配に思いました．
- 賞味期限 2005/10/23 の商品ですが，開封すると内部の空洞になっているところがピンク色又は肉汁が出ていて捨てました．メーカーに直接電話しましたが態度がよくなかった（回答になっていなかった）．

予期しない臭いや色があると，黙って捨てることはしない．疑問に対しては，直接メーカーに問合せを行う消費者が多くなっている．そのとき，消費者の気持ちを汲んで正直，かつていねいに応対しないと，安心できないメーカーと思われ，二度とその商品を買ってくれない．商品だけではなくそのメーカーのブランド全部を買おうとしない．

(4) 安全に対する疑問の申し出

- 海ぶどうを指示どおり 1 分洗ったら絵の具のにおいがした．30 分水に浸したが変わりませんでした．汚染された海域でとれたような感じがします．
- カレイの頭の下あたりから小エビがたくさん出てきた．その小エビを妊婦の奥さんが食べたが，害はないのか……"有害なものではないか？"と奥さんからの電話がありました．
- ベトナム産ブラックタイガーをいつも利用していますが，少し気がかりなことがあります．それは，40 年前の戦争で使用された枯葉剤のこと

です．40年経過したとはいえ，ダイオキシンは分解せず土壌に残留していると思われます．そこで，ベトナムで養殖されているブラックタイガーのダイオキシンの検査結果について教えていただけませんでしょうか．よろしくお願いいたします．

何か通常と違うことがあり，ふと気になることで安全性に疑問を持った場合には，ストレートに質問がくる．それだけ今の食品は安全で安心とは思われていないのである．

2.2 最近の申し出の背景

最近の申し出の背景には
① 消費者の変化に気がつかない企業の対応
② あとを絶たない企業の不祥事
③ 引き続きある回収
④ 毎年出てくる安全性問題

などがあるといえる（図2.1）．

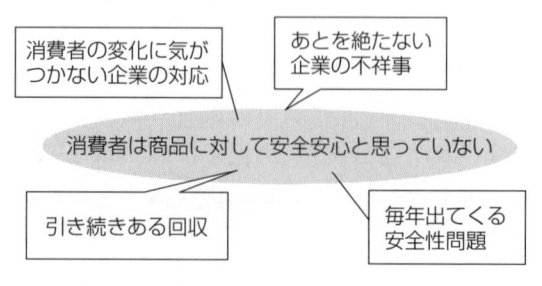

図 2.1 最近の申し出（クレーム）の背景

2.2.1 消費者の変化に気がつかない企業の対応

消費者対応は時代とともに変化をしてきている（図2.2）．
第1段階は，高度成長期前の黎明期である．例えば，商品に虫などの異物

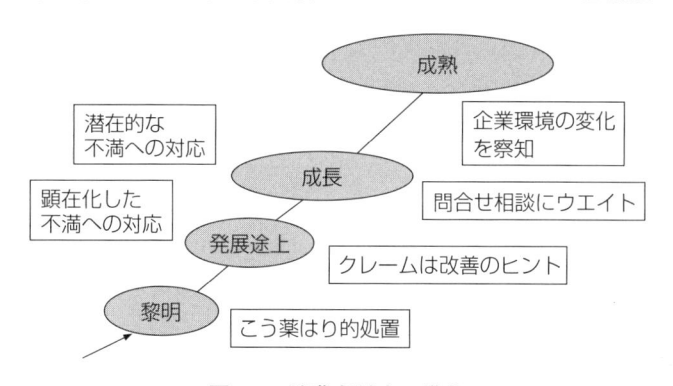

第2章 流通から見た食品安全マネジメントシステムの必要性

図 2.2 消費者対応の進化

- 成熟 — 企業環境の変化を察知
- 潜在的な不満への対応
- 成長 — 問合せ相談にウエイト
- 顕在化した不満への対応
- 発展途上 — クレームは改善のヒント
- 黎明 — こう薬はり的処置

が入っていた場合，"すみません，すみません"と手土産をもってひたすらお詫びをすれば，許された時代である．競合他社も少ない時代であり，ご迷惑をおかけしたことに対するお詫びの対応で，また商品を買ってくれた．

その後，競合他社が現れてきて，第2段階の発展途上期に入る．この時代は，大量生産，大量消費が行われて，異物混入等のクレームが多発をする．"ご迷惑をおかけしたことに対するお詫びの対応"だけでは顧客離れが起こり，二度と商品を買ってくれなくなるおそれが高くなり，ご迷惑をおかけしたことの原因を調べ，再発させない対策を打つことが求められてきた．クレーム発生の原因を把握して改善，改良を行い顧客満足を目指した時期である．

第3段階は，バブル経済崩壊後の成長期である．異物混入等は原因がつかめ，対策を講じることができるが，"いつもと味が違う"，"薬品臭がする"等の異味異臭のクレームは，多発をすればその原因をつかむことは可能であるが，1ロットで1件の場合は原因をつかむことは困難である．この場合は明らかな欠陥品ではなく不満品である．欠陥には明らかな原因があり対応しやすいが，不満はなかなかその真の原因がつかみにくい．しかし，その消費者が不満を感じたのは事実であるために，不満の潜在的要素を探り，分析し対応しなければ顧客離れが起こる．

現在は，第4段階の成熟期である．2000年の大手乳業メーカーの食中毒事件後，消費者は食品に対して不信と不安をもっている．安心できないメーカー

やブランドは消費者から選ばれない時代である．今企業に最も影響を及ぼす変化は消費者の変化である．その消費者の変化に気づかないで従来の対応を行っていては，その企業は生き残れない時代である．そのためにも消費者を理解し消費者個々人の期待にこたえられる対応の必要に迫られる．

2.2.2 あとを絶たない企業の不祥事

2001年9月に日本で初めて牛海綿状脳症（BSE）の牛が発見されて，牛肉の安全性に対する不安が広がった．そのために消費者は牛肉の買い控えを行い，業界全体が大きな打撃を受けた．そのために農林水産省はBSEの全頭検査以前に解体した牛肉の買取制度を始めた．ところが，雪印食品が買取りの対象外である輸入牛を国産牛用の箱に詰め替えて偽装したことが，2002年1月に発覚し，その後同社は解散するに至った．それ以後同じような事件が繰り返し起こり，現在もなお発生している．

日本の消費者は，食品の表示について疑いの目で見ており，安心できないと思っている．

2.2.3 引き続きある回収

"賞味期限の表示が間違っていました"，"アレルギー源の表示がもれていました"，"金属異物が入っていました"，"食品衛生法に認められていない食品添加物を使っていました"，"誇大広告を行い公正取引委員会から排除命令が出ました"等の理由による回収が，毎日のように新聞に出る．2000年の大手乳業メーカー以前の食品の回収は年に2, 3件であった．しかし，2000年からは年に100件ほどになっている．2000年以前も同じような不適合があったはずだが，たぶん，内密に対応して済ませていたと思われる．しかし，2000年以後は不適合が発覚した場合は正直に公開し情報発信をしなければ，"隠ぺいする気かと"疑われ企業の存亡にかかわることも起こっている．

2.2.4 毎年出てくる安全性問題

2000年の大手乳業メーカーの食中毒事件以後，毎年のように，食品の安全にかかわる大きな問題が発生し，消費者を大きな不安に陥れている．2001年には牛海綿状脳症（BSE）の牛が初めて発見された．2003年から2004年にかけて高病原性鳥インフルエンザが山口県，大分県，京都府で発生，特に京都府の場合は生産者が通報を怠り，インフルエンザにかかった鶏肉が市中に出回ったため，大きな社会問題となった．

2006年には輸入再開されたアメリカ産牛肉に危険部位である脊髄を含む背骨が付いていたとして，再び輸入禁止となった．このように毎年，食品の安全性に関して大きな問題が発生しており，消費者は食品に対する不信，不安をつのらせている．

2.3 食品の安全・安心とは

2.3.1 安全とは

前述したように消費者の食品に対する不信,不安が広がる中,多くの食品企業は"我が社の製品は安全で安心である"と強調している．しかし，我が社の安全,安心とは具体的にどういうことかと聞いても,明確な回答が返ってこない．

> 食品の安全とは検証に基づく客観的な評価である．

"勘と度胸と経験"で製造したのでは食の安全の保証はできない．例えば，HACCPシステムで製造する場合，CCP（必須管理点）を設定する．一般的には加熱工程をCCPにする．加熱温度85～90℃，加熱時間を30～35分と設定したとする．この管理基準を"勘と度胸と経験"で設定するのではなく，加熱処理後の微生物検査を行い，生残微生物が一定以下であることを検証して安全を客観的に評価して設定する．もちろん，食品は安全であってもおいしくなければ売れないので，官能検査もして味の客観的評価もする．

> 食品が安全であることは"食品本来の作用以外に，健康に有害なあるいは不都合な作用を及ぼさない"ことである．

すなわち，食品を食べて食中毒にならないし，金属等の硬物異物の混入でけがをしないということである．

HACCP や ISO 22000 では，食品の生物的，化学的もしくは物理的物質，又はその状態をハザードとしている（図 2.3）．しかし，ハザードのうち最も重要なものが生物的ハザードであり，さらにいえばその代表的なものが微生物，特に食中毒菌によるハザードである．化学的ハザードで現在一番問題なのはアレルギー源であり，物理的ハザードでは硬物異物である．これらのハザードを管理して"食品本来の作用以外に，健康に有害なあるいは不都合な作用を及ぼさない"ことが安全である．

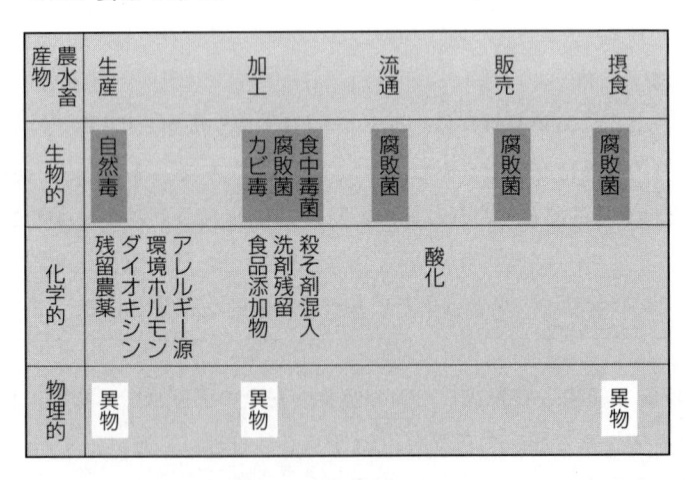

農水畜産物	生産	加工	流通	販売	摂食
生物的	自然毒	食中毒菌　腐敗菌　カビ毒	腐敗菌	腐敗菌	腐敗菌
化学的	残留農薬　環境ホルモン　ダイオキシン　アレルギー源	殺そ剤混入　洗剤残留　食品添加物	酸化		
物理的	異物	異物			異物

図 2.3　食品安全ハザード

2.3.2　安心とは

> 食品の安心とは個々人が感じる主観的な評価である．

たとえ検証に基づく客観的な評価に基づいて安全が証明されていたとしても，その企業が過去に不祥事を起こしていれば，信頼できない企業になり，安心ではないということになる．安心とは個々人によって感じ方が違うのである．不祥事を起こした企業の商品を消費者が購買しない理由は，その企業が信頼できないという理由であるのは当たり前であるが，もう一つの大きな理由は，不祥事を起こした企業の商品を買っているところを，他の消費者から見られたくないという心理が働くことにある．

そこで，食品安全ネットワークでは，安心を次のように定義している．

安心とは安全を実現していくプロセスに対する信頼である．

詳しくは後述するが，食品安全ネットワークが提唱する食品衛生 7S を土台に ISO 22000 などの仕組みを構築し，安全を実現していくプロセスといえる．

安心とは商品事故（クレーム）が起こった際にうそをつかない"正直"な対応．

食品衛生 7S を土台に ISO 22000 の仕組みを構築して製造したとしても，クレームが起こることはある．起こったものは仕方がない．起こったときにどのように消費者に"正直"に"迅速"に対応するかである．グッドマンの法則（クレームのもたらす企業利益の計量化）というものがある．グッドマンの法則とは

不満をもった消費者で，苦情を申し立て，その解決に満足をした人の再購入率は，苦情を申し出ない人に比べて極めて高い．

というものである．

図 2.4 を見ていただきたい．消費者は商品に対して満足した人は，5 人にそ

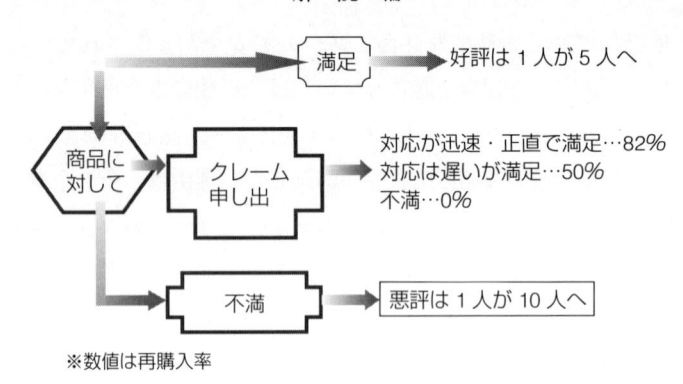

図 2.4 グッドマンの法則
（クレームのもたらす企業利益の計量化）

のことを伝える．不満の場合は 10 人にその商品を買うなという（現在は 20 人に増えているともいわれる）．そして，クレームが発生した場合に，対応が迅速で正直であれば 82%の人が再購入をし，対応がよかったことを 5 人に伝える．対応は遅いが正直だった場合は 50%の人が再購入をしてくれるが，対応を他の人に伝えることはない．対応に不満の場合は，当然のように再購入はない．それどころか，10 人に対応の悪さを伝える．クレームが発生した場合には迅速・正直な対応が安心につながる．安心できない企業の商品は消費者から選ばれない．

安心というのは，"信頼"や"正直"によって，得られるものである．

2.4 安心できる企業を目指して― ISO 22000 の必要性

2.4.1 ISO 22000:2005 とは

ISO 22000 Food safety management systems—Requirements for anyorganizationin for the food chain（食品安全マネジメントシステム―フードチェーンのあらゆる組織に対する要求事項）は，HACCP システムのマネジメントシステム化である．規格の目次は，図 2.5 のように 8 章からなり，ISO 9001:2000 "品質マネジメントシステム―要求事項"の構造を基礎としている．

第2章 流通から見た食品安全マネジメントシステムの必要性　53

```
1 適用範囲
2 引用規格
3 用語及び定義
```

```
4 食品安全マネジメントシステム
4.1 一般要求事項
4.2 文書化に関する要求事項
```

```
5 経営者の責任
5.1 経営者のコミットメント
5.2 食品安全方針
5.3 食品安全マネジメントシステム
    の計画
5.4 責任及び権限
5.5 食品安全チームリーダー
5.6 コミュニケーション
5.7 緊急事態に対する備え及び対応
5.8 マネジメントレビュー
```

```
6 資源の運用管理
6.1 資源の提供
6.2 人的資源
```

```
6.3 インフラストラクチャー
6.4 作戦環境
```

```
7 安全な製品の計画及び実現
7.1 一般
7.2 前提条件プログラム（PRP）
7.3 ハザード分析を可能にするための準備段階
7.4 ハザード分析
7.5 オペレーション前提条件プログラム（PRP）
    の確立
7.6 HACCP プランの作成
7.7 PRP 及び HACCP プランを規定する事前情報
    並びに文書の更新
7.8 検証プラン
7.9 トレーサビリティシステム
7.10 不適合の管理
```

```
8 食品安全マネジメントシステムの妥当性確認，
  検証及び改善
8.1 一般
8.2 管理手段の組合せの妥当性確認
8.3 モニタリング及び測定の管理
8.4 食品安全マネジメントシステムの検証
8.5 改善
```

図 2.5　ISO 22000:2005 規格の目次

ISO 22000 は端的にいえば，ISO 9001 に HACCP を足して，ISO 9001 の購買と設計・開発を引いたものである．しかし，企業において購買は，安全で品質のよいものを仕入れるときには必ず必要であるし，設計・開発も新しいビジネスを生み出し企業の繁栄を図るためにはこれまた必要な項目である．流通という見地から見ても，この二つの機能を欠いた品質保証はあり得ない．そのために，食品安全ネットワークでは ISO 22000 の中にこの二つの要求項目を加えることを推奨している（図 1.12）．

ISO 22000 は加工食品企業のみならずフードチェーン全体の組織に適用ができるようになっている（図 2.7）．HACCP やその日本版である総合衛生管理製造過程の対象は食品製造業者のみであったが，ISO 22000 規格では食品製造業者はもちろんのこと，小売業者，農作物生産者，飼料製造業者等にも適

54　　　　　　　　　　　解　説　編

```
┌─────────────────────┐
│  ISO 22000          │
│   ＝ISO 9001        │
│   ＋HACCP           │
│   －(購買＋設計・開発) │
└─────────────────────┘
```

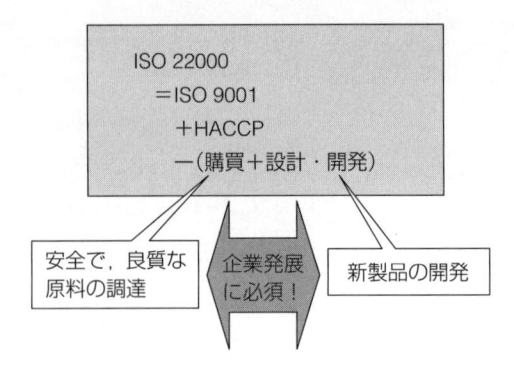

- 安全で，良質な原料の調達
- 企業発展に必須！
- 新製品の開発

図 2.6 ISO 22000 ≠ ISO 9001 ＋ HACCP

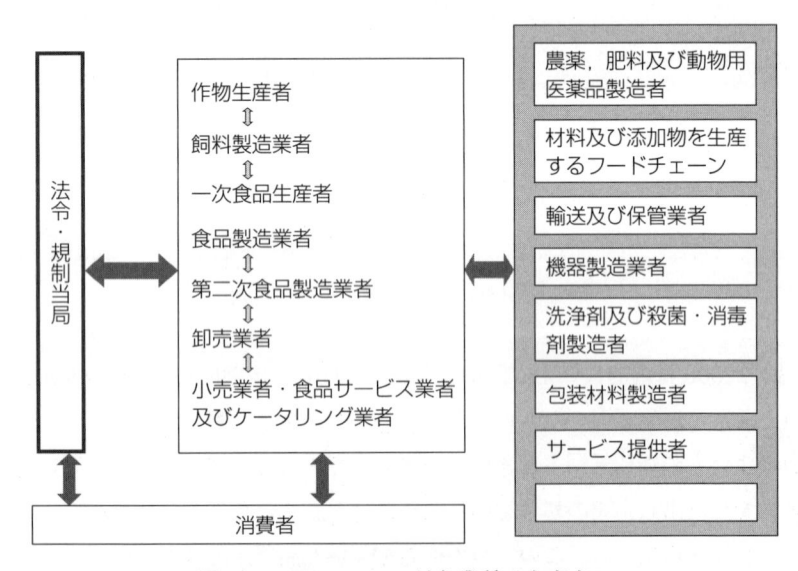

法令・規制当局 ⇔

- 作物生産者
  ⇕
- 飼料製造業者
  ⇕
- 一次食品生産者
  ⇕
- 食品製造業者
  ⇕
- 第二次食品製造業者
  ⇕
- 卸売業者
  ⇕
- 小売業者・食品サービス業者及びケータリング業者

⇔

- 農薬，肥料及び動物用医薬品製造者
- 材料及び添加物を生産するフードチェーン
- 輸送及び保管業者
- 機器製造業者
- 洗浄剤及び殺菌・消毒剤製造者
- 包装材料製造者
- サービス提供者

消費者

図 2.7 ISO 22000 の対象業種は大変広い

用できる．クリントン元米国大統領がいった有名な言葉である"Food Safety From Farm To Table"（農場から食卓までの食品安全）のすべての段階が対象になり，流通段階もその重要な一翼を占めている．そのため，今後は，流通自体が ISO 22000 に適合できる組織に変容する必要があるとともに，今以上に製造業者などに食品安全管理を要求することになろうし，その一つの方策で

ある ISO 22000 の仕組み作りを要求することになろう．

さらに，この規格の対象で驚くことは，フードチェーンとしての農場から食卓だけでなく，その他食品企業を顧客とする，機器製造業者，包装材料製造者，輸送及び保管業者等も適用になっていることである．

食品に関連するすべての企業が，おしなべてこの規格に適合するような仕組み作りをする必要に迫られることであろう．

名古屋に本社のある通信販売代行業社"(株)アイケイ"は，顧客を有する法人や団体・組合等を経由して，その顧客に対して商品やサービスを提供している．同社は，食の安全安心を ISO 22000 により保証するため 2005 年 12 月にその認証を得ている．そのシステムには，購買及び新製品開発を含め，さらに同社に納品している商品製造メーカーを集めて品質管理研究会を開催し，それらのメンバーも含めた相互内部監査チームで，食品安全マネジメントシステムを動かしている．このような動きが，今後多くのところで生まれてくることは確実であろう．流通主導の食品安全の保証システムといえよう．

2.4.2 経営者責任の明確化

HACCP システムや総合衛生管理製造過程では経営者責任が明確ではない．食品企業が安全な商品を消費者に提供するためには，経営者が宣言を行い，それを保証する経営資源（人・物・資金）を配分しなければならない．具体的には品質方針を明確にし，安全チームリーダーを指名して安全チームを結成し，安全な製品実現のためのプロセスを明確にしなければならない．

ISO 22000 の 5 章では，経営者の責任を明確に求めている．

2.4.3 前提条件プログラム（PRP）

ISO 22000 の必要性はたくさんあるが，最も重要なことは 7.2 の前提条件プログラム (prerequisite programmes: PRP) の構築にある．先の章でも紹介したとおり，PRP は，従来の日本型 HACCP システムでは，一般的衛生管理とか PP と呼ばれており，HACCP システムを導入するためには，あらかじ

め構築しておく必要があるといわれてきた．しかし，実際には総合衛生管理製造過程の審査のときや生協，スーパー，コンビニエンスストアなど大手流通の取引前審査においては，施設設備などのハード改善ばかりが指摘され，あまり重要視されていなかった．

　ISO 22000 では HACCP システムが有効に働くための土台として PRP を構築することを明確に要求している．今後は，この部分の審査も重要視されるようになってこよう．

2.4.4　食品衛生 7S とは
(1)　食品衛生 7S の誕生

　食品衛生 7S とは整理・整頓・清掃・洗浄・殺菌・しつけ・清潔をいう．食品衛生 7S は 5S を基本としている．5S は整理・整頓・清掃・清潔・しつけのことをいう．筆者は，十数年前にクレームの発生が多い食品企業の調査を行っているとき，クレームを発生させる製造現場にある共通したものがあることを感じ出した．そして，あるとき"そうだ，5S ができていない"ということに気がついた．クレーム発生の製造現場は整理・整頓・清掃ができていなくて製造現場が清潔でないのである．当然，整理・整頓・清掃のマニュアルがないためにしつけもできていない．

　5S はもともと工業の中で生まれ発展してきたもので，その目的は効率である．整理・整頓することにより，必要なものがすぐ取れてすぐに元に戻せれば，作業がスピードアップする．工業 5S の清潔は，見た目の清潔である．工業の清潔は，見た目のきれいさである．しかし，食品の場合は，見た目の清潔だけでは，安全は保証できない．食品の清潔は，微生物検査をして，菌数が一定以下のレベルという清潔さが求められる．食品の製造は，清潔な製造環境の中で，清潔な従業員が，清潔に原料や製品を扱うことが必要である．食品の 5S の目的は，清潔である．そのためには，食品安全ネットワークは，従来の 5S の清掃では求める清潔を実現できないので，従来の清掃に洗浄・殺菌を含むべきだということで，2004 年に食品衛生新 5S を提唱した．さらに，2005 年には洗

第2章 流通から見た食品安全マネジメントシステムの必要性　57

浄・殺菌は清掃の中に含むものではなく，独立したものであるという食品衛生7Sを提唱した．

(2) 食品衛生7Sの定義

食品企業を視察すると，多くの製造現場や事務所に整理・整頓や5Sという掲示がされている．しかし，そういうところに限って，整理・整頓や5Sができていない．写真2.1を見てほしい．整理・整頓のはり紙がしてあるが，製造現場にいらないものがあり，雑然と置かれていて整理・整頓はできていない．なぜできていないかというと，その食品企業での整理・整頓をはじめ，7Sの言葉の定義はできていないからである．50人の作業員がいれば，50通りの整理・整頓があるのである．そのために，結果として，写真2.1のように雑然とした製造現場になる．

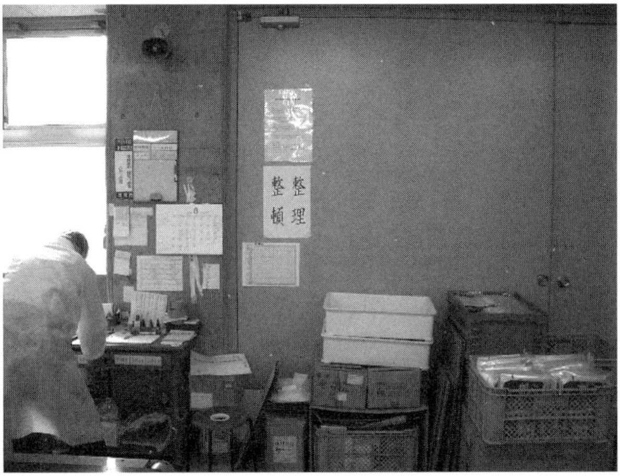

写真2.1 整理・整頓のはり紙は整理・整頓していない証拠

7Sについては，先の章で解説されているので，ここでは，厨房における整理と整頓についての事例を一つだけ紹介しておく．図2.8を見てほしい．調理道具の保管庫である．図2.8を整頓と勘違いしている人が多くいる．図2.8は調理道具の要るものと要らないものを区別し要らないものを処分して，要るも

58 解説編

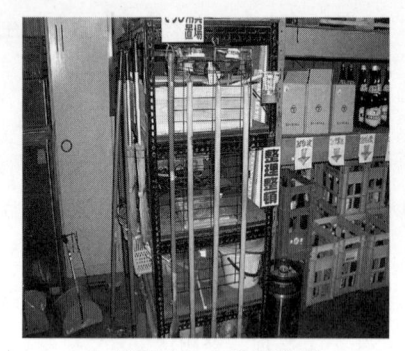

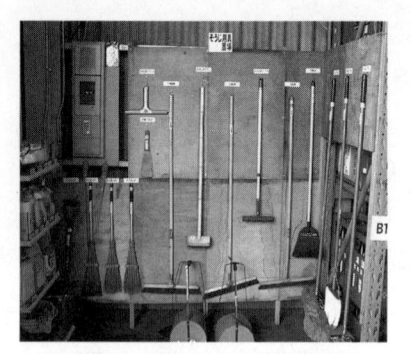

A（整理された清掃道具）　　　B（整理・整頓された清掃道具）

写真 2.2 整理・整頓

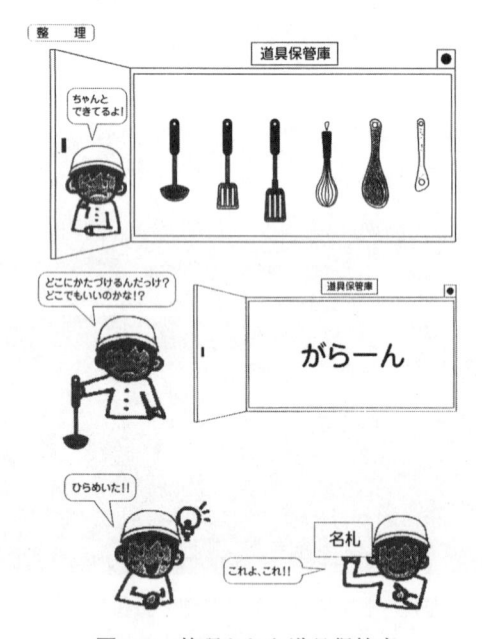

図 2.8 整理された道具保管庫

のを道具保管庫に並べて整理した状況である．多くの企業はこれを整頓と勘違いしている．この調理道具をそれぞれの人が使ったとしても，図 2.8 のとおり，帰ってくる保証はない．また，泡たて器がなかったとしても，分からない．図

2.9のように，それぞれの調理道具の名前を表示し，さらに影絵をつければ，一度に全部使ったとしても元どおり帰ってくるし，泡たて器がなかったとしても一目瞭然に分かる．これが整頓である．

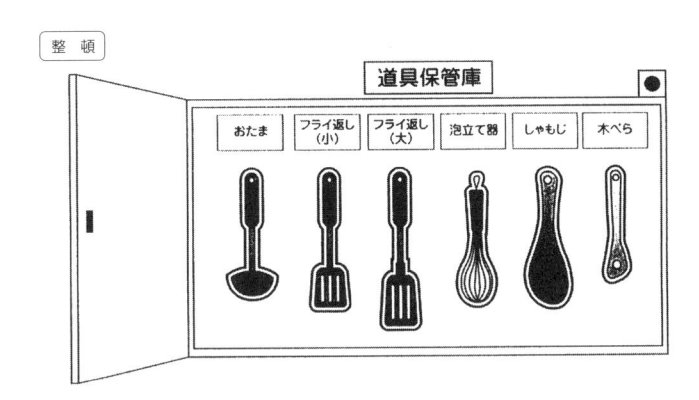

図 2.9 整頓された道具保管庫

(3) ISO 22000 における食品衛生 7S の位置づけ

食品衛生 7S は，規格の 7.2.3 のすべてに対応できる．食品衛生 7S の実施によって，直接的効果として，7.2.3 の以下の項目を実現することができる．

d) 廃棄物及び排水処理を含めた支援業務
e) 設備の適切性並びに，清掃，洗浄，保守及び予防保全のしやすさ
f) 購入した資材，供給品，廃棄及び製品の取扱いの管理
g) 交差汚染の予防手段
h) 清掃，洗浄及び殺菌・消毒
i) そ族及び昆虫の防除

食品衛生 7S を行うことにより，以下の項目で，間接的（結果としての）効果がある．

a) 建物及び関連設備の構造並びに配置
b) 作業空間及び従業員施設を含む構内の配置
c) 空気，水，エネルギー及びその他ユーティリティの供給源

j) 要員の衛生

k) 適宜,その他の側面

(4) 食品衛生 7S の効果

流通に籍を置く品質管理・品質保証担当者としては,食品衛生 7S を行うことによる食品安全に対する効果を大きく評価している.

① 食品安全実現の土台

異物混入や異味,異臭等のクレームの防止は,クレームやミスの個別対策だけでは実現できない.食品衛生 7S を維持,発展させることによって,クレームやミス防止の個別対策が有効に働く.食品衛生 7S は,全員参加でなければ,維持,発展はできない.1 人でも約束事を実施しない者がいれば,食品衛生 7S は実現できない.なぜならば,ほとんどの人がマニュアルどおりに洗浄・殺菌をしても一人だけマニュアルを守らなければ,製造現場の清潔は実現されずに,異物混入や異味,異臭等のクレームだけではなく,場合によっては,微生物の汚染が広がり,食中毒という重大事故を招くおそれもある.食品衛生 7S の維持,発展は,全員の意識改革から起こる.全員の意識改革から起こるので,異物混入や異味,異臭等のクレームの個別対策が有効に働くのである.

② 企業やブランドに対する安心の土台

食品衛生 7S を実現し維持,発展させれば,製造における各種の管理手法が,有効に機能し,自己の業務への自信がでてきて,従業員のモラールアップにつながる.従業員のモラールアップにつながれば,生産性が向上し,コストダウンができる.また,品質が向上し,顧客信頼度が増してくる.食品衛生 7S は,コストダウンで安定した品質のものを適正価格で販売できて,企業の繁栄につなげることができる.

2.4.5 HACCP システムの構築

(1) 仕様書の作成

ISO 22000 規格は 7.3.3.2 で最終製品の特性を文書化することを求めてい

第2章　流通から見た食品安全マネジメントシステムの必要性　　61

る．

> **7.3.3.2　最終製品の特性**
> 　最終製品の特性は，ハザード分析を実施するために必要となる範囲で，適宜，次の事項に関する情報を含めて文書の中に記述すること
> **a)**　製品名又は同等の認識
> **b)**　組成
> **c)**　食品安全にかかわる生物的，化学的及び物理的特性
> （以下，省略）

　上記要求の文書化は，製品仕様書で表すことができる．仕様書は，その製品の設計書に当たるし，販売者や消費者との契約書に値するものである．図2.10にたまご焼きの事例を示した．図2.10の商品，規格，名称の欄はa)に，使用原材料はb)やf)に，特性，賞味期限及び保存方法，農薬等管理基準はc), d), f), g)に，喫食又は利用方法・販売などに対する消費者層はd)に，包装資材はe)にそれぞれ該当する．

　図2.11 (a) は，規格のf) 食品安全にかかわる表示のための原材料調査票である．食品安全にかかわる法令に基づき，産地，食品添加物の表示，アレルギー物質，遺伝子組換えの有無を調査し，商品の裏面の一括表示の証拠にしなければならない．

　図2.11 (b) は，2006年5月29日付けで施行された"ポジティブリスト制［基準を超えて農薬等（農薬・動物用医薬品・飼料添加物）が残留する食品の流通を原則禁止する制度］"に適合している原料を仕入れるための調査票である．原材料の野菜が農薬取締法等で規定された範囲内で農薬を使用したという証拠があれば，ポジティブリスト制で定められた残留農薬が，基準以上に検出されることはない．

　仕様書を正確に仕上げるには，加工品メーカーが，原料メーカーに対して，原材料規格書の提出を求める必要がある．図2.12は，原材料規格書の事例で

ある．株式会社コープ食品は原材料メーカーである．原材料メーカーの規格書の提出では，原材料メーカーのフォーマットはまちまちであるために，加工品メーカーでフォーマットを作成し，それを原材料メーカーに送り，提出を求めるほうが，正確な原材料規格書を得ることができる．

○○食品株式会社　　仕様書　　　　　　　　　策定日
　　　　　　　　　　　　　　　　　　　　　　改定日

商品名	たまご焼き	規格	200g	名称	そうざい
使用原材料					
原材料名（一般）	使用目的		配合率（％）	備考（限定事項等）	
たまご	主原料		98%	国産	
醤油	調味料		1%		
アミノ酸	調味料		1%		
特性（微生物制御にかかわる特性）					
保存温度：10℃以下
その　の　他：陰性			一般生菌数　10万/1g 以下		
賞味期限及び保存方法					
10℃以下で保存し製造日含め5日間
開封後は冷蔵庫に保管し賞味期間にかかわらずお早めにお召し上がりください					

農業等管理基準

法令に従って使用

喫食又は利用方法・販売などに対する消費者層

特に制限なし

包装資材

ポリエチレン

栄養成分（100 g 当たり）

エネルギー	kcal	
たんぱく質		
脂質		
炭水化物		
ナトリウム	／	食塩相当量

図 2.10　たまご焼きの仕様書の例

第 2 章　流通から見た食品安全マネジメントシステムの必要性

〇〇食品株式会社　　原材料配合調査票　　　　　　　策定日
　　　　　　　　　　　　　　　　　　　　　　　　　改定日

原料名		メーカー名	使用	アレルギー物質		食品添加物		遺伝子	残留農薬
商品名	個別の原料名	産地	目的	義務	奨励	物質名	表示	組換	等
たまご	たまご	国産	主原料	たまご					基準以下
濃口醤油	大豆 小麦 食塩 L-グルタミン酸 ナトリウム	A社	調味料	大豆 小麦		L-グルタミン酸 酸ナトリウム	無	不分別	基準以下
アミノ酸	L-グルタミン酸 ナトリウム	B社	調味料			L-グルタミン酸 ナトリウム	有		

図 2.11 (a)　原材料配合調査票の例

〇〇食品株式会社　　　原材料農薬等調査票　　　　策定日

原材料名				生産者名		改定日			
農薬等名	登録番号	農薬等の種類	使用時期	希釈倍率		使用量		使用回数	
				基準	実際	基準	実際	基準	実際

図 2.11 (b)　原材料農薬等調査票の例

○○食品御中

株式会社コープ食品
代表取締役　山田　太郎　[社印]

製品名	醤油

1. 原材料

原材料名 （添加物名）	配合率	メーカー 産地	アレルギー 物質	遺伝子組換え 区分	食品添加物表示有無と 名称（製品に使用時）
大豆	○○%	国産	大豆	不分別	
小麦	○○%	アメリカ	小麦		
食塩	○○%	Z塩業			
L-グルタミン酸N	○○%	B社			無（キャリーオーバー）

2. 原材料農薬等使用履歴書

原材料名				生産者名					

農薬等名	登録番号	農薬等の種類	使用時期	希釈倍率		使用量		使用回数	
				基準	実際	基準	実際	基準	実際

3. 特性（微生物制御にかかわる特性）

一般生菌数	
大腸菌郡	
黄色ブドウ球菌	
その他	

4. 保存

保存温度条件	℃　～　℃
賞味期限	D＋　　日
開封後の取扱い	

5. 品質規格

糖度	
塩度	
pH	
その他	

6. 包材

材質	
寸法	

7. 製造工程図

図 2.12　原材料規格表

(2) ハザード分析

規格は，7.4でハザード分析を求めている．

> **7.4.1 一般**
> 食品安全を確保するために必要な管理の程度及び要求される管理手段を決定するためにハザード分析を実施する

これはコーデックスのHACCPシステムの手順6（危害分析を行う）と手順7（重要管理点を決定する）に当たる．ISO 22000の用語の定義では"食品安全ハザード"とは，"健康への悪影響をもたらす可能性がある，食品中の生物的，化学的又は物理的物質又は食品の状態"といっている．具体的には図2.3のことである．食品安全の生物的ハザードで，代表的なものが"食中毒菌"である．その他に"腐敗菌"，"自然毒"，"カビ毒"等がある．化学的危害の最近の特徴は"アレルギー物質"である．物理的ハザードは異物，特に硬いもの"金属"や"ガラス"等である．

ハザード分析を行うと，必ずといってよいほど物理的ハザードに"毛髪"や"昆虫"が出てくる．用語の定義で食品安全とは"食品が，意図した用途に従って調理され及び／又は食される場合に，消費者に危害をもたらさないという概念"としている．この定義から判断すると，"毛髪"や"昆虫"が製品に混入して人が食べたとしても健康危害は起きない．そのために"毛髪"や"昆虫"はハザードではない．しかし，日本の消費者は"毛髪"や"昆虫"を不衛生だとして混入を許さない．

ハザード分析は極めて重要である．ハザード分析を正確に行わなければ，ハザードを見過ごし食中毒等の食品事故を招くことになる．現在では食品事故を発生させ，その後の対応が不備であった場合は倒産ということが起こる．

規格ではハザード分析を
    7.4.2 ハザードの明確化及び許容水準の決定
    7.4.3 ハザード評価

7.4.4 管理手段の選定及び判定

の3段階で行うことを求めている.

ハザード評価に基づいて,これらの食品安全ハザードの予防,除去,又は規定の許容水準への低減を可能にする管理手段の組合せを選択する.

要求された管理手段は,オペレーションPRPによって,又はHACCPプランによって管理する必要があるかどうかについて分類する.

オペレーションPRPとは,

> 食品安全ハザードの製品又は加工環境への混入及び／又は加工環境における食品ハザードの汚染又は増加の起こりやすさを管理するために不可欠なものとしてハザード分析によって明確にされたPRP

と規定している.

図2.13は,"たまご焼き"のハザード評価表の事例である.原料の受入れ工程で,たまごのハザードは,賞味期限逸脱やひび割れ等の微生物汚染が考えられる事象である.この微生物汚染に対する評価は重篤性があるが,その後の焼成工程で,加熱殺菌されるので,管理手段はオペレーションPRPである.焼成工程の不備は,食中毒等の微生物汚染残存の可能性がある.この工程で,焼成の温度と時間が微生物を殺菌する条件を満たさなければ,食中毒のおそれが

危害が発生する工程	ハザード	評価	ハザードの発生要因	防止処置	判定
受入れ ①たまご ②醤油 ③アミノ酸	賞味期限逸脱 微生物汚染 異物混入	○ ○ ×	管理不十分 ひび割れ 虫	返品 チェック 清掃	OPRP OPRP OPRP
焼成	微生物汚染	○	温度・時間	基準作成	CCP

○重篤性がある
×重篤性がない

図2.13 ハザード評価表

出てくる．その後の工程では，微生物を殺菌できる工程はなく，この工程の不備による重篤性が高いので，管理手段としてはHACCPプラン（CCP）が必要である．

(3) HACCP 計画書

HACCP計画書とは，工程管理表のことである．安全で安定した品質の製品を製造するには，工程管理表が必要である．図2.14に"たまご焼きの"モデルを作った（もちろん，この製造工程表でたまご焼きをつくっても，おいしくない）．

工程管理表のフォーマットは，図の左側に"工程"をとり，その右側からハ

品名　たまご焼き　規格　200g　　　　　　　　作成
　　　　　　　　　　　　　　　　　　　　　　改訂

工程	管理事項 管理基準	区分	モニタリング	改善処置	検証方法	記録名
1 受入れ ①たまご	残留農薬等等 産地 賞味期間内 ひび割れがない	OPRP	入荷ごと	交換	記録書 確認	納品書 ①
②醤油	賞味期限 ロット 残留農薬等	OPRP	ロットごと	交換	記録書 確認	受入れ 記録書 ②
2 保管						
3 計量 配合	指定原料 指定量 賞味期間内	OPRP	ロットごと	調整	記録書 確認	③ 配合 記録書
4 焼成	温度○○度 時間○○分	CCP	ロット	廃棄	記録書 確認	焼成④ 記録書
5 賞味期 限設定	指図書確認	OPRP	製造前	修正	記録書 確認	指図書 ⑤
6 包装	袋確認	OPRP	製造時	修正	記録書 確認	指図書
7 金属 探知	シール温度 探知しない	CCP	全品	廃棄	記録書 確認	金属探知 記録書⑥
8 出荷	間違いがない	OPRP	出荷先ごと	調整	記録書 確認	出荷⑦ 記録書

図2.14　工程管理表（HACCP計画書）

ザード分析で明確になった"管理事項・管理基準",これもハザード分析で判定した管理手段の"区分",次に"モニタリング"の頻度,次に"モニタリング"で管理基準に逸脱したときの"改善処置",次に基準どおりに製造されたかどうかの"検証",最後に製造の"記録"となる.

"たまご焼き"の工程管理表は,図2.14になる.1の原料受入れ工程で"たまご"の管理は重要である.安全で良質な原料の調達は,"たまご焼き"の安全と品質の要(かなめ)である.受入れの基準をモニタリングした結果を記録①に残す.受入れの記録は,納品書で十分である.ただし,納品書を記録にするには,受領者と確認者のサインが必要なので,ゴム印でそのフォーマットを作成し,納品書に押しサインをする.

① **納品書**

○○食品御中　　　　　　　　　　　　　　　　2005年○月○日
　　　　　　　　　　　　　　　　　　　　　　　　××商店

品名	産地名	賞味期限	規格	数量	備考
たまご	京都府	○年×月△日	10 kg	23	
			受領者	確認者	
			ゴム印		
			月　日	月　日	

② **納品書**

○○食品御中　　　　　　　　　　　　　　　　2005年○月○日
　　　　　　　　　　　　　　　　　　　　　　　　××食品

品名	産地名	賞味期限	ロット	数量	備考
醤油	A社	○年×月△日	z	2	
			受領者	確認者	
			ゴム印		
			月　日	月　日	

第2章　流通から見た食品安全マネジメントシステムの必要性　　69

　3の計量・配合は，その量を間違うと，"いつもと味が違う"というクレームが多発して回収しなければならなくなるので，記録書に配合の基準を明確にして，ロットごとに指示どおりに計量・配合したことを確認しなければならない．また，原料の賞味期限を過ぎたものを使用しても，回収しなければならないので，計量時に確認が必要である．原料の賞味期限切れを防ぐには，前述の食品衛生7Sで整理，整頓することである．

③　計量・配合記録書

○○食品株式会社

製品名　たまご焼き　　規格200g　　　　　製造日　2005年6月　4日
　　　　　　　　　　　　　　　　　　　　　賞味期限 2005年6月14日

原料名	産地（生産者）メーカー名	賞味期限	原料ロット	計量・配合基準	1ロット	2ロット	備考
たまご	京都府	○年×月△日		98	98		
醤油	A社	○年×月△日	z	1	1		
アミノ酸	B社	○年×月△日	y	1	1		
合計				100	100		

計量者	
配合者	
確認者	

　4の焼成は，CCPである．CCPとは，"この工程を失敗したら必ず事故が起こるポイント"である．日本の総合衛生管理製造過程は，CCPを"重要管理点"と訳した．そのために，意図するところがあいまいとなった．CCPとは，"必須管理点"ある．焼成前の"たまご焼き"の仕掛品がサルモネラ菌等の食中毒菌に汚染され，食中毒を発生させるほどに増殖をしていたら，この工程で殺菌しなければ，食中毒被害者が多発する．たまご焼きの焼成温度と時間を設定するには，製品の微生物検査を行い，一般生菌数が一定レベル以下と食中毒菌がいないことを確認して設定する．食品は安全であってもおいしくなければ売れないので，官能テストも行い，味も確認して設定する．そして，そのことを記録に残す（記録④）．

④ 焼成記録表

製品名	たまご焼き	規格 200 g	製造日	2005 年 6 月 14 日	賞味期限 2005 年 6 月 14 日
			温度基準　85℃～90℃		
			時間基準　5 分～6 分		

ロット	温度	開始時間	終了時間	基準逸脱時改善処置	作業者	確認者
A-1	86℃	9：10	9：15		鈴木	田中

　5 の賞味期限の設定は"06 年 05 月 21 日とすべきところを 05 年 05 月 21 日と誤って印字しましたので回収します"という社告がよく出されている．賞味期限設定には，指図書とそのとおりにしたという記録がいる（記録⑤）．

⑤　賞味期限設定指図書と包装袋確認書

〇〇食品株式会社

商品名	たまご焼き	規格	200 g	指図日	2005 年 6 月 3 日	
指図者		確認者		設定者		確認者
賞味期限日指図				設定		
製造日	2005 年 6 月 4 日(土)			賞味期限	2005 年 6 月 14 日	
賞味期限日	2005 年 6 月 14 日(火)			印字添付		
包装袋確認	製品名	たまご焼き	規格	200 g	セット者	確認者
包装袋現物	製品名		規格			

　6 の包装工程を経て，7 の金属探知の工程へと行く．金属探知機で探知しているにもかかわらず，金属探知機で探知できる金属異物が消費者のところで発見される．そのため⑥-1 の金属探知のテストピースチェックがあり，始業前や製造後にテストは行い，その作動について確認する．しかし，⑥-2 の金属探知機で探知した製品の管理マニュアルがないと，探知した製品の識別が確実に行えないから，何かの拍子で良品に混じっていても発見できずに流通に出荷

第2章 流通から見た食品安全マネジメントシステムの必要性

⑥-1 金属探知機テストピース作動確認書

○○食品株式会社

基準 fe 1.5　sus 3.0　　　　　　　　　　　　　製造日　2005年6月4日

製品名	規格	製造始め	製造終了	備　考	作業者	確認者
玉子焼き	200 g	良	良		鈴木	田中

⑥-2 金属探知機探知物記録表

○○食品株式会社

月日時間	製品名	規格	ロット番号	調査結果	取扱い	作業者	確認者
6月4日9時30分	玉子焼き	200 g	a-1	機械の部品かけら	廃棄	鈴木	田中

①探知した製品に取扱い注意のはり紙をして識別する
②品質管理担当者は金属異物と思われるものを探す
③発見した金属異物の同定を行う
④混入の原因を調査し対策を立てる
⑤製品の廃棄を行い記録に残す

されて消費者のところに届くことになる．⑦の工程は，出荷である．もし，何か起こった場合，回収することがある．その場合，最低どこの流通に出荷したかは，把握しておく必要がある．

⑦ 出荷記録書

○○食品株式会社

出荷日	出荷先	商品名	数量	ロット番号	賞味期限	出荷者	確認者
○月△日	A社	たまご焼き	100	A-1	○月×日	田中	中村
備考							

2.4.6 FSMSの必要性

安全・安心の仕組みの構築は食品衛生7Sを土台としたISO 22000システムの構築である（図2.15）．HACCPだけを構築しても，その土台である食品衛生7Sができていなければ，HACCPは砂上の楼閣である．食品衛生7Sを構築して，土台をしっかりとつくり，その上にHACCPシステムを動かせば安全でおいしい製品はできる．

安心とは"安全"を実現していくプロセス（努力の内容）に対する"信頼"である．

┌─────────────────────────────┐
│ 食品衛生7S（整理・整頓・清掃・洗浄・殺菌・しつけ・清潔）を土台に │
└─────────────────────────────┘
              ↓
┌─────────────────────────────┐
│ 仕組みづくり   │
│ 仕様書・工程管理表・記録の作成   │
│ ISO 22000の構築   │
└─────────────────────────────┘

図2.15　安　心

いま，流通が新規取引をするときには，価格だけでは選ばない．まず製造現場に行って，製造環境が清潔であるのかどうかを見る．汚い環境の工場は，その時点で新規取引先には選ばれない．清潔な工場でなおかつISO 22000を取

第 2 章　流通から見た食品安全マネジメントシステムの必要性　　73

得し有効に稼働させていて，そのあと価格などの条件があえば，新規取引になる．食品衛生 7S を土台に ISO 22000 システムの構築は，結果として利益につながる．すなわち，儲かるのである（図 2.16）．

```
        利益
        安心
      ISO 22000
     食品衛生 7S
```

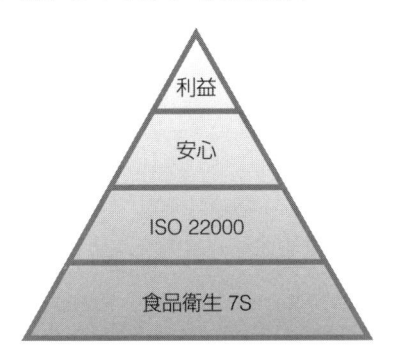

図 2.16　食品衛生 7S を土台に ISO 22000 の構築は儲かる

さらに，最近の日本の食糧自給率は，エネルギーベースで 40％でしかない．残りの 60％は輸入に頼っている．しかし，良い製品を安く輸入しようとする商社をはじめとする流通関係者は，品質が恒常的に安定するシステムとして，ISO 9001 や HACCP の取得を推奨している．そのため，日本に食品を輸出しようとする企業においては，ISO 9001 や HACCP の認証取得が必須となりつつある．しかし，ISO 22000 の発行に伴い，食の安全に特化したこの規格の取得が，ISO 9001 以上に必要になることであろう．

この ISO 22000 規格は，国際機関としての ISO の中でも重要な位置を占めている．よく知られている話であるが，デンマークがこの規格の制定について発議し，採択された時点でついた番号は，ISO 20543 であった．しかし，人間生活で重要な衣食住のうち，衣と住については，昨日のもので今日代用することはできる．しかし，食はそのようなわけにはいかず，毎日必要となる大事な問題である．それなのに 20543 のような数値では覚えにくいというクレームが付き，22000 という番号が与えられた．この番号は，大事なマネジメントシステムに付けられた一連の番号の一つになっている．すなわち，品質マネジメントシステムが 9000，環境マネジメントシステムが 14000，労働安全マ

ネジメントシステムが18000，その4000上に食品安全マネジメントシステム22000がある．2006年さらに大きな番号のものとして，22000の4000上である26000が，企業の社会的責任に関するマネジメントシステムとしてつくられることになった（図2.17）．要は，このような一連の番号の中にISO 22000が存在しており，今後，世界的にもISO 9001やISO 14001などと同様の位置を獲得することになるに違いない．

```
●20543  →   22000
 —2002年秋に番号変更
 —ISO Bulletin 2003.01号  p.11–14
●round number（良い番号！）
 — 9000　品質 MS
 —14000　環境 MS
 —18000　労働安全 MS
 —22000　食品安全 MS
 —26000　企業の社会的責任（CSR）MS
```

図2.17　ISO 22000の重要性

　前述した日本へ食品輸出をしている企業や日本から諸外国に食品を輸出しようと企画している企業にとっては，ISO 22000の認証取得は世界戦略の一環として必須になるであろう．国際的食品流通における流れは，早晩，国内における食品流通にも波及する．ISO 9001の認証取得と同様に，日本国内においてもISO 22000の認証取得が食品産業における企業活動を行っていくときの必須の"免許証"となる日も近いのではなかろうか．
　すべての食品関連企業が，このISO 22000システム導入をされることを希求する．

食品安全マネジメントシステムの
モデル

第3章

3.1 モデル企業と食品安全マニュアルの概要

3.1.1 モデル企業の概要と食品安全マニュアルの役割

3.3にて示す食品安全マニュアルは，以下のような企業を想定して作成している．

① 企業名：米蒸食品株式会社
② 提供する製品：スーパーマーケット，飲食店等に白飯，酢飯，かやくご飯等の炊飯製品を提供
③ 社員数：約30名

モデル企業では，食品安全マニュアルの役割を以下のように考えている．

① 主要な業務（プロセス）の手順を定めて実行するとともに，教育にも活用できる文書にする．
② 関連組織（顧客企業，購買先企業等）にマネジメントシステムの概要を理解してもらうための文書にする．

3.1.2 食品安全マニュアルの体系

モデル企業の食品安全マニュアルの体系は，ISO 22000:2005の要求事項の体系どおりにはなっていない．

ISO 9000の構築事例では，品質マニュアルの体系が規格の要求事項どおりになっていることが多いが，最近では，より業務実態を反映するように工夫した品質マニュアルの事例も見られるようになってきている．

モデル企業の食品安全マニュアルはそのような状況及び食品安全マニュアルの役割を考慮して，できるだけ業務実態を反映したマニュアルの体系を目指している．

ISO 22000"7.4.1 一般"のように，具体的な内容は，他の項目で規定されているような要求事項についてはあえて記述していない．

"7.6 HACCP プランの作成"の要求事項については 7.6.1 のみを記述すればよいと考えるが（7.6.2 以降は 7.6.1 の項目について詳細を記述しているため），システム上，重要な 7 章の項目については，読者の誤解を避けるために，規格要求事項の表現をあえて残しているところもある．モデル企業の食品安全マニュアルは，参考として使用していただければ幸いである．

3.1.3 食品安全マニュアルの章立て

モデル企業の食品安全マニュアルの章立てと記述内容は，以下のとおりである．

第 1 章　目的及び経営者がすべきこと
　　　　食品安全マニュアルの目的及び食品安全方針の設定を含む経営者として
　　　　社長がすべきことについて記述
第 2 章　用語の定義
　　　　食品安全マニュアルにて使用する用語で説明を要するものを記述
第 3 章　組織構造と経営資源
　　　　食品安全方針を実現するための組織構造と経営資源について記述
第 4 章　文書の管理手順
　　　　業務を実施するために必要な文書と記録及びそれらの管理手順を記述
第 5 章　安全な製品の提供
　　　　引合いから製品を出荷するまでの主要な業務の実施手順を記述
第 6 章　食品安全マネジメントシステムの検証及び改善
　　　　マネジメントシステムの検証手順と改善について記述

ISO 22000 の要求事項の項目番号とここに紹介する食品安全マニュアルとの相互関係は，表 3.1 のとおりである．

第3章 食品安全マネジメントシステムのモデル

表 3.1 ISO 22000:2005 と食品安全マニュアルの項目対比

ISO 22000:2005				食品安全マニュアル
適用範囲	1		1.2	提供する製品（適用範囲）
引用規格	2		1.2	適用する規格と法規制
用語及び定義	3		2	**用語の定義**
食品安全マネジメントシステム	4			
一般要求事項	4.1		3.3	主要な業務とその相互関係
文書化に関する要求事項 一般 文書管理 記録の管理	4.2 4.2.1 4.2.2 4.2.3		4 4.1 4.2 4.3	**文書の管理手順** 文書の体系 文書の管理 記録の管理
経営者の責任	5		5	**経営者の責任**
経営者のコミットメント	5.1		1.4	経営者がすべきこと
食品安全方針	5.2		1.5	食品安全に関する方針
食品安全マネジメントシステムの計画	5.3		3.2	主要な業務とその相互関係
責任及び権限	5.4		3.1	組織構造
食品安全チームリーダー	5.5		3.3	食品安全チームリーダー
コミュニケーション 外部コミュニケーション	5.6 5.6.1		3.7 5.2 5.8	外部とのコミュニケーション 契約と受注 購買
内部コミュニケーション	5.6.2		3.6	社内のコミュニケーション
緊急事態に対する備え及び対応	5.7		3.8	緊急事故時に対する備え及び対応
マネジメントレビュー 一般 レビューへのインプット レビューからのアウトプット	5.8 5.8.1 5.8.2 5.8.3		1.6	マネジメントレビュー
資源の運用管理	6		3.5	**資源の運用管理**
資源の提供	6.1			
人的資源 一般 力量，認識及び教育・訓練	6.2 6.2.1 6.2.2		3.5.1	人材の確保
インフラストラクチャー	6.3		3.5.2	インフラストラクチャー
作業環境	6.4		5.1	衛生的な環境の確保
安全な製品の計画及び実現	7		5	**安全な製品の提供**
一般	7.1			
前提条件プログラム（PRP）	7.2 7.2.1 7.2.2		5.1	衛生的な環境の確保
ハザード分析を可能にするための準備段階	7.3		5.3	ハザード分析の準備段階及び開発
一般 食品安全チーム 製品特性	7.3.1 7.3.2 7.3.3		3.4 5.3.1	食品安全チーム 原材料及び資材の仕様の明確化 製品仕様の明確化

表 3.1 （続き）

ISO 22000:2005			食品安全マニュアル
		5.3.2	意図した用途
意図した用途	7.3.4	5.3.3	フローダイアグラム
フローダイアグラム，工程の段階及び管理手段	7.3.5	5.3.4	工程の段階及び管理手段
		5.3.5	
ハザード分析	7.4	5.4	ハザード分析
一般	7.4.1		
ハザードの明確化及び許容水準の決定	7.4.2	5.4.1	ハザードの明確化
ハザード評価	7.4.3	5.4.2	ハザード評価
管理手段の選択及び判定	7.4.4	5.4.3	管理手段の選択及び判定
オペレーション前提条件プログラム（PRP）の確立	7.5	5.5	オペレーション前提条件プログラム（PRP）の確立
HACCPプランの作成	7.6	5.6	HACCPプランの作成
HACCPプラン	7.6.1	5.6.1	HACCPプラン
重要管理点（CCP）の明確化	7.6.2	5.6.2	重要管理点（CCP）の明確化
重要管理点の許容限界の決定	7.6.3	5.6.3	重要管理点の許容限界の決定
重要管理点のモニタリングのためのシステム	7.6.4	5.6.4	重要管理点のモニタリングのためのシステム
モニタリング結果が許容限界を逸脱した場合の処置	7.6.5	5.6.5	モニタリング結果が許容限界を逸脱した場合の処置
前提条件プログラム及びHACCPプランを規定する事前情報並びに文書の更新	7.7	5.7.2	PRP及びHACCPプランを規定する事前情報並びに文書の更新
検証プラン	7.8	5.7.3	検証プラン
トレーサビリティシステム	7.9	5.9	製造
		5.9.1	工程の管理
		5.9.2	トレーサビリティシステム
不適合の管理	7.10	5.11	不適合の管理
修正	7.10.1	5.11.1	修正
是正処置	7.10.2	5.11.2	是正処置
安全でない可能性がある製品の取扱い	7.10.3	5.11.3	安全でない可能性がある製品の取扱い
回収	7.10.4	5.11.4	回収
食品安全マネジメントシステムの妥当性確認，検証及び改善	8	6	**食品安全マネジメントシステムの検証及び改善**
一般	8.1		
管理手段の組合せの妥当性確認	8.2	5.7.1	管理手段の組合せの妥当性確認
モニタリング及び測定の管理	8.3	5.10	モニタリング及び測定の管理
食品安全マネジメントシステムの検証	8.4		
内部監査	8.4.1	6.1	内部監査
個々の検証結果の評価	8.4.2	6.2	個々の検証結果の評価
検証活動の結果の分析	8.4.3	6.3	検証活動の結果の分析
改善	8.5	6.4	改善
継続的改善	8.5.1		
食品安全マネジメントシステムの更新	8.5.2		

第3章　食品安全マネジメントシステムのモデル

3.1.4　文書と記録
【文　書】

モデル企業で作成した文書は，次のものがある．

文書名	記述内容
食品安全マニュアル	マネジメントシステムの概要を記述
衛生管理手順書（PRP）	衛生的な作業環境を維持するための手順を記述
検査手順書	検査の実施手順を記述
帳票類	作業結果を記録するための様式

ISO 22000 が要求する文書とモデル企業で作成した文書の関係は，表 3.2 のとおりである．

表 3.2　規格が要求する文書との対比表

規格項番	規格が要求する文書	食品安全マニュアル		文　書　名
4.1	アウトソースしたプロセスの管理	3.2	主要な業務とその相互関係	
4.2.1 a) 5.2	食品安全方針及び関連する目標の表明			食品安全方針 部門年度目標
4.2.2	文書の管理手順	4.2	文書の管理	
4.2.3	記録の管理手順	4.3	記録の管理	
7.3.3.1	原料, 材料及び製品に接触する材料			原材料・資材規格書
7.3.3.2 7.3.4	最終製品の特性 意図した用途			製品仕様書
7.3.5.1	フローダイアグラム			フローダイアグラム
7.4.4	分類のために用いられた方法及びパラメータ			ハザード分析表
7.5	オペレーション PRP			工程管理表
7.6.1	HACCP プラン			工程管理表
7.6.3	選択した許容限界の根拠			工程管理表
7.10.1	修正の手順	5.11.1	修正	
7.10.2	是正処置を規定した手順	5.11.2	是正処置	
7.6.5	安全でない可能性がある製品の取扱い手順	5.11.3	安全でない可能性がある製品の取扱い	
7.10.3.1	安全でない可能性がある製品の管理及び対応, 権限			
7.10.4 b)	回収のための手順	5.11.4	回収	
8.4.1	内部監査の手順	6.1	内部監査	

【記 録】

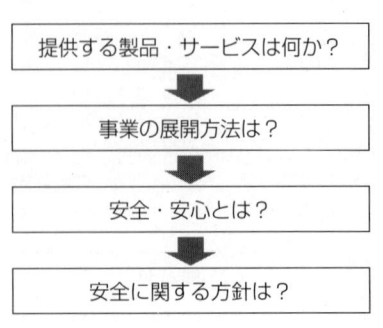

ISO 22000 が要求する記録とモデル企業で作成した記録の関係は，表 3.3 のとおりである．

記録はこの表に記述されたものを含め"記録一覧表"に記述し管理している．

3.2 モデル企業の食品安全マネジメントシステムの特徴

モデル企業の食品安全マニュアルの項目と記述内容については，既に記述したとおりである．ISO 22000 の要求事項に基づいて構築したモデル企業のシステムの特徴を以下の 5 項目に絞って整理した．

3.2.1 食品安全方針の設定

食品安全方針は，全社員の意識を統一するためにも重要なものである．

方針は意図及び方向づけなので表現は抽象的にならざるを得ないが，使われている言葉の意味を明確にしていないと単なる飾り言葉になってしまい，どのように実現するのか具体的な目標に展開できなくなる．

モデル企業の食品安全マニュアルでは"1.5 食品安全に関する方針"の項に社長が設定した食品安全方針を記述しているが，食品安全方針を日々の行動に反映させるために次のステップを踏んでいる．

【方針設定のステップ】

提供する製品・サービスは何か？
↓
事業の展開方法は？
↓
安全・安心とは？
↓
安全に関する方針は？

第3章 食品安全マネジメントシステムのモデル

表3.3 規格が要求する記録との対比表

規格項番	規格が要求する記録	食品安全マニュアルの項番	記録名
5.6.1	食品安全ハザードの外部とのコミュニケーションの記録	5.2 受注 5.8 購買	試作依頼書,注文書 注文書
5.8.1	マネジメントレビューの記録	1.6 マネジメントレビュー	マネジメントレビュー記録
6.2.1	外部の専門家の責任・権限を含めた合意の記録	3.5.1 人材の確保	契約書
6.2.2 g)	教育・訓練及び処置の記録	3.5.1 人材の確保	教育・訓練記録
7.2.3	PRPの検証及び修正の記録	5.1 衛生的な環境の確保	衛生管理チェック表
7.3.1	ハザード分析の記録	5.4 ハザード分析	ハザード分析表
7.3.2	食品安全チームの知識及び経験を証明する記録	3.4 食品安全チーム	教育・訓練記録
7.3.5.1	検証したフローダイアグラム	5.3.4 フローダイアグラム	フローダイアグラム
7.4.2.1	明確にされた食品安全ハザードの記録	5.4.1 ハザードの明確化	ハザード分析表
7.4.2.3.	ハザードの許容水準決定の正当性及びその結果の記録	5.4.1 ハザードの明確化	ハザード分析表
7.4.3	食品安全ハザード評価の結果	5.4.2 ハザード評価	ハザード分析表
7.4.4	管理手段を判定した結果の記録	5.4.3 管理手段の選択及び判定	ハザード分析表
7.5 f)	オペレーションPRPのモニタリング記録	5.5 オペレーションPRPの確立	作業日報
7.6.1 g)	CCPのモニタリング記録	5.6 HACCPプラン	作業日報
7.8	検証結果の記録	5.7.3 検証プラン	衛生管理チェック表 作業日報
7.9	トレーサビリティの記録	5.9.2 トレーサビリティ	作業日報,納品書 入荷予定表,出荷指示書 注文書,受注表
7.10.1	安全でない可能性がある製品を評価した記録	5.11.3 安全でない可能性がある製品の取扱い	不適合処置報告書
7.10.2	是正処置の記録	5.11.2 是正処置	是正処置報告書
7.10.4	回収の原因,範囲,結果の記録 回収プログラムの有効性を検証した記録	5.11.4 回収	製品回収報告書 製品回収テスト記録
8.3 a)	校正及び検証に用いた基準の記録 校正及び検証の結果の記録 評価及びその処置の結果の記録	5.10 モニタリング及び測定の管理	校正証明書 校正証明書 不適合処置報告書
8.4.1	内部監査の記録	6.1 内部監査	内部監査是正処置報告書
8.4.3	検証活動の結果の分析及びそれを受けた活動の結果の記録	6.3 検証活動の結果の分析	食品安全会議議事録
8.5.2	システム更新の活動記録	6.4 改善	食品安全会議議事録

安全な食品を提供するための仕組みづくりをするのであるが，安全や安心という概念は企業によって違いがあり，また，各社員が違ったイメージを持っているため，まず，安全・安心とは何を意味しているのかを明確にした上で，方針に反映させることが重要である．

モデル企業では，衛生的な環境作りが安全な食品を提供するために最も重要であると認識し，食品安全方針に"整理・整頓・清掃・洗浄・殺菌を土台にした衛生的な作業環境を実現する"ことを明記し，部門目標においても，衛生的な環境作りに関する具体的な施策を設定している．また，お客様に安心していただくために，必要な情報を提供することを明記している．

3.2.2 前提条件プログラム（PRP）

安全な製品を提供するためには，設備・機器や人を介しての食品安全ハザードの混入を防止するための衛生的な環境づくりが前提条件となる．

モデル企業の食品安全マニュアルでは，"5.1 衛生的な環境の確保"で，PRPとして a)～k) の項目を含めた"衛生管理手順書"を作成し，それらの活動を実施することを定めている．a)～k) の項目は，各企業で内容が異なるが，必要な項目について実施手順を定めている．また，定められた活動が的確に実施されているかは，製造部長が定期的にチェックしている．

3.2.3 ハザード分析及び製品開発

ハザード分析は食品安全マネジメントシステムを構築する上でのキーポイントであり，特にモデル企業のような規模の食品メーカーにおいてはどのような仕組みを作るかが，システム構築後の運用のしやすさに影響を与える．

モデル企業では次のような方法でハザード分析を実施している．

【フローダイアグラム】　該当する規格要求項目　7.3.5.1

フローダイアグラムはハザード分析の準備段階で作成することが要求されている．フローダイアグラムはハザード分析のためにどのような原料（資材を含む）がどのような工程を経て加工されるのかを明確にして，原料（資材を含む）

第3章 食品安全マネジメントシステムのモデル　　　83

に由来するハザード及び工程ごとに予測されるハザードをもれなくリストアップできるようにしている（図 3.1）．

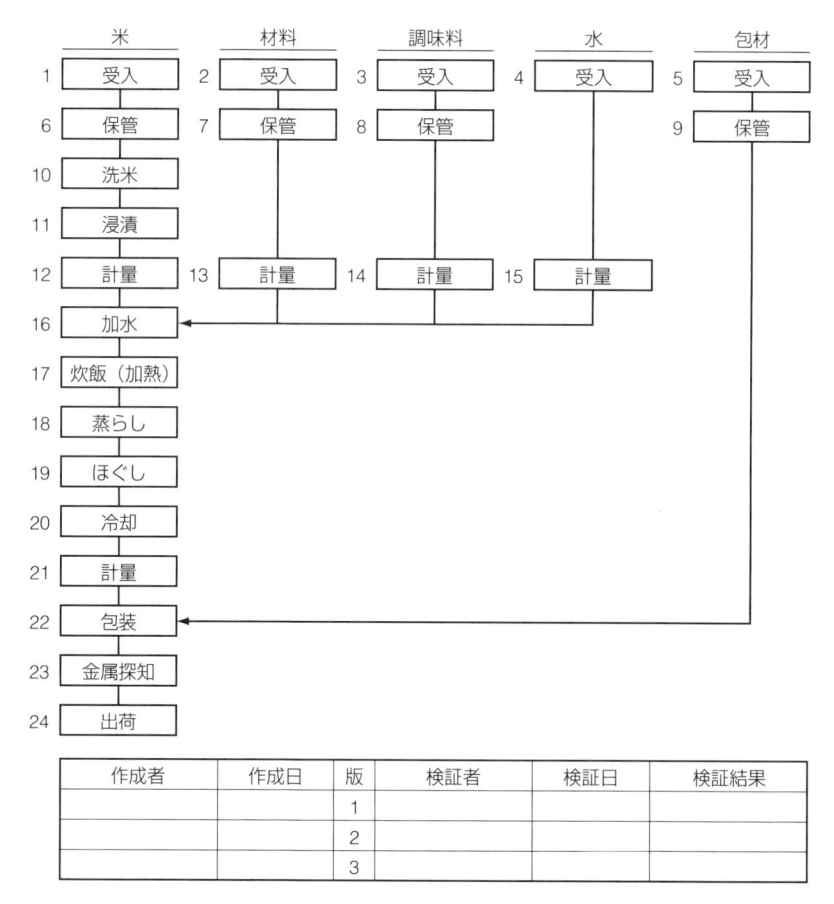

```
        米              材料           調味料          水            包材
 1  [ 受入 ]    2  [ 受入 ]   3  [ 受入 ]   4  [ 受入 ]   5  [ 受入 ]
 6  [ 保管 ]    7  [ 保管 ]   8  [ 保管 ]                9  [ 保管 ]
10  [ 洗米 ]
11  [ 浸漬 ]
12  [ 計量 ]   13  [ 計量 ]  14  [ 計量 ]  15  [ 計量 ]
16  [ 加水 ]
17  [炊飯（加熱）]
18  [ 蒸らし ]
19  [ ほぐし ]
20  [ 冷却 ]
21  [ 計量 ]
22  [ 包装 ]
23  [金属探知]
24  [ 出荷 ]
```

作成者	作成日	版	検証者	検証日	検証結果
		1			
		2			
		3			

図 3.1　フローダイアグラム

【ハザードの明確化】　該当する規格要求項目　7.4.2

ハザード分析の第 1 段階では，予測されるハザードをリストアップした上で，それらを評価して管理すべき（重大な）ハザードを明確にする．

モデル企業ではフローダイアグラムに従って，ハザード分析表を用いて原材

料（資材を含む）に由来するハザード及び，工程ごとに予測されるハザードをリストアップし，①重大さ，②発生頻度，③法的規制，等で評価して管理すべきハザードを明確にしている．

【管理手段の評価分類】 該当する規格要求項目 7.4.3, 7.4.4

ハザード分析の第2段階では，第1段階で明確にされた管理すべき（重大な）ハザードそれぞれについて管理（制御）するための方法を決定した上で，オペレーションPRPとHACCPプランのどちらかに分類する．

モデル企業ではオペレーションPRPとHACCPプランの分類をハザード分析表の管理手段の評価欄で行っている．

オペレーションPRPは，主としてハザード分析の第1段階で管理すべきとされた，原材料等に存在することが予測されるハザードが製造・加工の過程で生残，増殖又は生成することを防止するための管理手段といえる．

モデル企業では炊飯後の冷却，包装工程でセレウス菌の増殖を管理すべきハザードとし，それを防止するための管理手段として炊飯後の温度管理方法を"工程管理表"に記述している．また，ハザード分析の結果，手指を介してのブドウ球菌の混入防止対策がオペレーションPRPに分類されることもあり得るが，"衛生管理手順書"で定められた方法で管理できると判断されれば，それがオペレーションPRPであると考えることも可能である．

ハザード分析の第1段階で明確にされた管理すべきハザードの管理手段が，第2段階評価でHACCPに分類すべきと判断された場合は，最終製品におけるハザードの許容限界を設定する．許容限界は，製品ごとに設定された食品安全ハザードの許容水準が達成できるように設定される．

HACCPプランは，最終製品におけるハザードを許容水準以下にするための管理手段（殺菌，除去等）となり，モニタリングの結果，許容限界を逸脱したことが判明した場合は，不適合製品として処理する．

モデル企業では炊飯（加熱）工程をCCPとし，加熱温度に対し，許容限界を設定し，モニタリングしている（図3.2）．

第3章 食品安全マネジメントシステムのモデル

ハザード分析表　（適用製品名：　　　　　　　　　　）（　/　）

工程	予測されるハザード	区分	管理手段と許容水準	評価項目 ① ② ③	管理すべきハザード	選択された管理手段	管理手段の評価 監視可能か / 制御可能か / 重要工程か	分類（CCP）

フローダイアグラムに沿って、原材料、資材と工程を記述

原材料、資材に由来するハザードと各工程で予測されるハザードを発生因別（生物的、化学的、物理的要因別）にリストアップ

①発生の頻度②結果の重大性③その他の要因で評価し、管理すべき（重大な）ハザードを特定

現存の管理手段、ハザードの許容水準、許容水準決定の根拠、工程のパラメータ、法的規制等必要事項を記述

管理すべきハザードについては有効であると判断された管理手段を記述

管理すべきハザードの管理手段を①監視可能か②制御可能か③その工程が重要工程かを判断し、CCPとOPRPに分類

版数	改訂理由	作成日	作成者	承認日	承認者
1					確認・承認者
2					
3					
4					

図 3.2 ハザード分析表

【管理手段の組合せの妥当性確認】 該当する規格要求項目 8.2

モデル企業では，ハザード分析によって決定された管理手段は，試作品を作成し安全性及び品質を確認することによって，管理手段の組合せが妥当かどうか判断される．

また，何らかの理由で，管理手段その他を変更した場合も，同様に試作品で妥当性を確認している．

【製品開発】

食品メーカーであれば，多くの企業が何らかの形で製品の開発を行っていると考えられるが，ISO 22000 の要求項目には製品の開発について直接的な要求項目はない．ISO 9001 では"7.3 設計・開発"の項で

① 設計・開発の計画を策定する．
② インプットを明確にし記録すること及びアウトプットを承認する．
③ 設計・開発のレビュー・検証・妥当性確認を行い，結果ととられた処置を記録する．
④ 設計・開発の変更はレビュー・検証・妥当性確認を行い承認する．

ことが要求されている．

食品の開発では市場調査によってニーズを把握し開発を行う場合と，顧客の引合い情報を基に開発を行い具体的な製品仕様を決定する場合があるが，モデル企業では，顧客の引合い情報を基に試作を行い製造条件と製品仕様を決定する．そのために ISO 9001 の要求事項を考慮しつつ，ハザード分析の過程で製品仕様と製造条件を決めて検証した後に試作を行い，試作品の妥当性の確認をすることにしている．

モデル企業の食品安全マニュアルでは，文章で手順を記述しているが，以下のようなフロー図を手順として記述してもよい（図3.3）．

3.2.4 オペレーション PRP と HACCP プランの文書化及び実施

【オペレーション PRP と HACCP プランの要求事項の対比】

オペレーション PRP と HACCP プランの要求事項の違いは，HACCP プラ

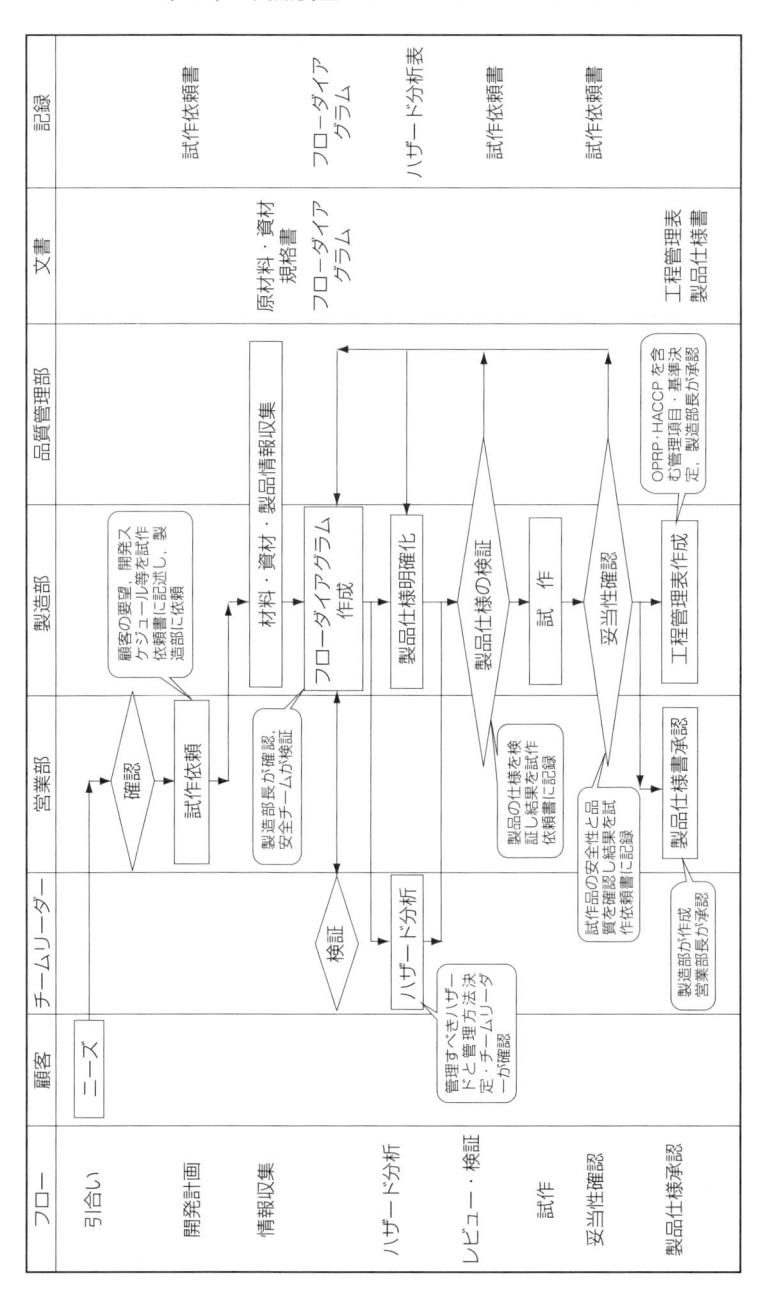

第3章 食品安全マネジメントシステムのモデル

図 3.3 製品開発のフロー

表 3.4 オペレーション PRP と HACCP プランの要求項目比較

項　目	オペレーション PRP	HACCP プラン
食品安全ハザードの記述	7.5 a)	7.6.1 a)
管理手段	7.5 b)	7.6.1 b)
許容限界	なし	7.6.1 c)
モニタリング手順	7.5 c)	7.6.1 d)
修正及び是正処置	7.5 d)	7.6.1 e)
責任及び権限	7.5 e)	7.6.1 f)
モニタリングの記録	7.5 f)	7.6.1 g)

ンには許容限界を設定することが要求されていることにある．

オペレーション PRP と HACCP プランは，どちらも文書化することが要求されているが，どのような文書を作成するかは各組織で違ってくる．

【オペレーション PRP と HACCP プランの要求事項の文書化と実施】

モデル企業では，"工程管理表"にオペレーション PRP と HACCP プランを記述するようにして，"工程管理表"に基づいて作業を実施するようにしている．

"作業日報"には，モニタリング結果も含めて，必要な項目と記述欄が設けられており，作業結果を記録している．

ISO 22000 "7.8 検証プラン"では，オペレーション PRP 及び HACCP プランが実施され，効果的であることを検証し，結果を記録することが要求されている．

モデル企業では，"工程管理表"の"検証方法"欄に検証方法を定めている（図 3.4）．

3.2.5　受注及び購買の手順

ISO 22000 には受注，購買に関しての要求項目はなく，間接的に"5.6.1 外部コミュニケーション"，"7.3.3 製品の特性"の項で関連する要求事項が規定されている．モデル企業では ISO 9001 の要求事項に基づいて，受注活動及び

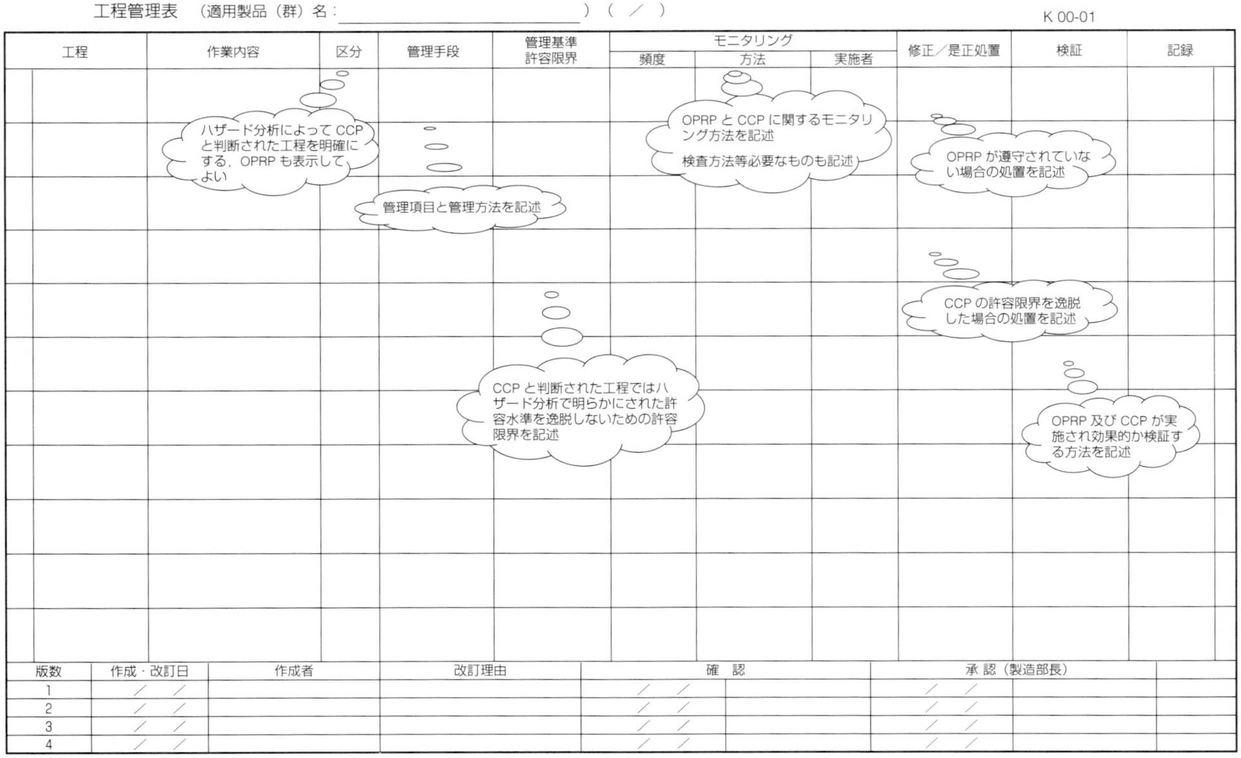

第3章 食品安全マネジメントシステムのモデル

図 3.4 工程管理表

購買活動の手順を記述している．

【受　注】

ISO 9001 では，受注活動については"7.2 顧客関連のプロセス"で

① 顧客要求事項の明確化

② 要求事項のレビューとレビューの結果の記録及び取られた処置の記録

③ 顧客要求事項が変更された場合の処置

を実施することが要求されている．

モデル企業では"5.2 受注"で顧客の引合い情報を"試作依頼書"に明確にし，試作を行った後に製法と製品仕様を決定する手順を記述している．

また，製品仕様が決まった後は，日々の注文書にて受注し，製造部へ出荷指示をしている．

【購　買】

ISO 9001 では，購買活動について"7.4 購買"の項で

① 購買先の評価・選定

② 購買要求事項の明確化

③ 購買製品の検証

を実施することが要求されている．

食品メーカーでは原材料，調味料，製品に接触する包材等の安全性は最終製品の安全性に影響を与えるため，信頼のおける購買先から安全な原材料，資材を購入することがよりいっそう重要になる．

モデル企業では"5.8 購買"の項で，購買先の評価・選定，発注，受入れの手順について記述している．

外注先への業務委託がある場合にはその手順も定めておく．

3.3　食品安全マニュアル（モデル）

☐管理文書
☐非管理文書　　　　　　　　　　　　　　　　　　　　　　　MS-01

米蒸食品　株式会社
食品安全マニュアル

第1版

制定日：20XX 年 XX 月 XX 日

承　認	作　成
20XX. XX. XX	20XX. XX. XX

改訂履歴表

版数	制定・改訂日	改訂内容
第1版	20XX年XX月XX日	新 規 制 定
第2版	20XX年XX月XX日	
第3版	20XX年XX月XX日	
第4版	20XX年XX月XX日	
第5版	20XX年XX月XX日	
第6版	20XX年XX月XX日	

第3章 食品安全マネジメントシステムのモデル

目次

		ページ
1.	目的及び経営者がすべきこと	xx
1.1	目的	xx
1.2	提供する製品（適用範囲）	xx
1.3	適用する規格と法規制	xx
1.4	経営者がすべきこと	xx
1.5	食品安全に関する方針	xx
1.6	マネジメントレビュー	xx
2.	用語の定義	xx
3.	組織構造と経営資源	xx
3.1	組織構造	xx
3.2	主要な業務とその相互関係	xx
3.3	食品安全チームリーダー	xx
3.4	食品安全チーム	xx
3.5	経営資源の確保	xx
3.6	社内でのコミュニケーション	xx
3.7	外部とのコミュニケーション	xx
3.8	緊急事態に対する備え及び対応	xx
4.	文書の管理手順	xx
4.1	文書の体系	xx
4.2	文書の管理	xx
4.3.	記録の管理	xx
5.	安全な製品の提供	xx
5.1	衛生的な環境の確保（PRP）	xx
5.2	受注	xx
5.3	ハザード分析のための準備段階及び開発	xx
5.4	ハザード分析	xx
5.5	オペレーション前提条件プログラム（PRP）の確立	xx
5.6	HACCPプランの作成	xx
5.7	管理手段の組合せの妥当性確認と検証	xx
5.8	購買	xx
5.9	製造	xx
5.10	モニタリング及び測定の管理	xx
5.11	不適合の管理	xx
6.	食品安全マネジメントシステムの検証及び改善	xx
6.1	内部監査	xx
6.2	個々の検証結果の評価	xx
6.3	検証活動の結果の分析	xx
6.4	改善	xx

付図-1　マネジメントシステム体系図

FSMA 構築のモデル本文

1. 目的及び経営者がすべきこと

1.1 目 的
　私たち，米蒸食品株式会社（以下，当社という）は，お客様に安全で高品質の製品を安定的，継続的に提供するために，この"食品安全マニュアル"を制定し，実施するとともに，当社の食品安全マネジメントシステムを継続して改善していきます．

1.2 提供する製品（適用範囲）
　米飯（白飯，酢飯，かやくご飯等）の開発と製造

1.3 適用する規格と法規制
　(1) 適用する規格
　　　ISO 22000:2005
　　　適用除外する項目はありません．
　(2) 法規制
　　(a) 食品衛生法
　　(b) JAS 法
　　(c) 景品表示法

1.4 経営者がすべきこと
　社長は，食品安全マネジメントシステムの構築及び実施，並びにその有効性を継続的に改善するために，以下のことを行います．
　(a) 経営方針に食品安全の重要性を明確にする．
　(b) 顧客要求事項，ISO 22000 の要求事項，法令・規制要求事項を満

たすことの重要性を，全従業員に周知する．
(c) 経営方針に基いて，"食品安全方針"を設定する．
(d) マネジメントレビューを実施する．
(e) 必要な経営資源を確保する．

1.5 食品安全に関する方針

食品安全方針

1. お客様のニーズにこたえることを最優先し，安全で高品質な製品を提供します．
2. 法的要求事項及びその他の規制要求事項を遵守します．
3. 整理・整頓・清掃・洗浄・殺菌を土台にした衛生的な作業環境を実現します．
4. お客様をはじめとする関係者に食品の安全にかかわる情報を適切に提供します．

米蒸食品株式会社
代表取締役　米蒸　清掃

---

(1) "食品安全方針"は全社員及び外部の利害関係者に周知するようにします．
(2) 各部長は"食品安全方針"に基づき"部門年度目標"に達成度が判定できる年度目標を設定し，社長の承認を得て実施します．
(3) 各部長は"部門年度目標"に目標の達成状況をまとめ，3か月ごとの"部長会議"で報告します．
(4) "食品安全方針"は適切性を維持するために，年1回マネジメントレビュー時に見直します．

1.6 マネジメントレビュー

(a) 社長は，食品安全マネジメントシステムが引き続き適切で，妥当で，かつ，有効であることを 3 か月ごとの部長会議開催時にレビュー（確認）します．

(b) レビューには，食品安全マネジメントシステムの改善の機会の評価及び"食品安全方針"を含む食品安全マネジメントシステムの変更の必要性の評価も行います．

(c) 食品安全チームリーダーは，レビューに必要な情報を社長に提示します．

(d) レビュー結果は"マネジメントレビュー記録"に記録します．

2. 用語の定義

このマニュアルで使用する用語は ISO 22000:2005（英和対訳版）及び JIS Q 9001/ISO 9001:2000 に準じます．なお，当社で用いる用語は以下に定義します．

(1) 購買先：原材料・資材等を仕入れる業者
(2) ……

3. 組織構造と経営資源

3.1 組織構造

当社の組織構造と各部の主要業務を，以下に示します．

第3章 食品安全マネジメントシステムのモデル

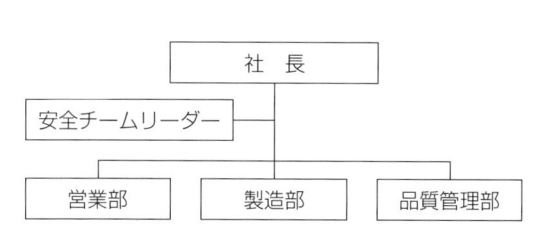

```
                    社 長
    安全チームリーダー ─┤
        ┌────────────┼────────────┐
      営業部        製造部        品質管理部
```

部　門	主要業務
経営者（社長）	・食品安全方針及び目標の設定 ・食品安全チームリーダーの任命 ・経営資源の確保 ・マネジメントレビュー
食品安全チームリーダー （食品安全チーム）	・食品安全マネジメントシステムの確立・実施・維持 ・衛生管理手順書の承認 ・フローダイアグラムの現場確認 ・ハザード評価 ・内部監査の統括 ・是正及び予防処置の指示と検証 ・緊急事態への対応
営業部	・顧客ニーズの把握 ・引合いから受注までの活動 ・"製品仕様書"の承認
製造部	・製品の開発 ・"工程管理表"作成・承認 ・生産計画立案 ・設備・機器の管理 ・原料，資材等の発注及び受入 ・製造 ・工程及び製品の監視 ・包装・出荷 ・不適合製品の管理
品質管理部	・原材料・資材に関する情報収集 ・購買先の再評価 ・検査・試験 ・計測機器の管理 ・文書管理 ・データ分析 ・クレーム対応

3.2 主要な業務とその相互関係

(1) 主要な業務とそのつながりを"付図-1 マネジメントシステム体系図"に示します.

(2) 食品安全マネジメントシステムを変更する場合は,計画を作成して食品安全チームリーダーが内容を承認した上で実施し,食品安全マネジメントシステムが食品の安全性を維持できるようにします.

3.3 食品安全チームリーダー

当社では品質管理部長が食品安全チームリーダーを兼務します.

食品安全チームリーダーは他の責任とかかわりなく,次に示す責任及び権限を持ちます.

(a) 食品安全チームを管理し,その業務を実施できるようにする.

(b) 食品安全チームのメンバーが関連する訓練及び教育を受けられるようにする.

(c) 食品安全マネジメントシステムを確立し,実施し,維持し更新する.

(d) 食品安全マネジメントシステムの有効性及び適切性に関して社長に報告する.

(e) 食品安全マネジメントシステムに関する事項について,顧客,購買先,規制当局,審査登録機関等の外部関係者との連絡をとります.

3.4 食品安全チーム

食品安全チームリーダーは知識と経験を持つ者を食品安全チームメンバーに指名します.

食品安全チームメンバーが,必要な知識及び経験を有することを証明する記録として"教育・訓練記録"を維持します.

3.5 経営資源の確保
3.5.1 人材の確保
(1) 各部長は,
  (a) 食品安全に影響のある業務に従事する要員に必要な力量を"力量マップ"で明確にします.
  (b) 事業年度ごとに作成した"教育・訓練計画"を基に教育・訓練を実施し"教育・訓練記録"に記録します.
  (c) 検査者及び内部監査員には教育・訓練を実施し,食品安全チームリーダーが"資格認定者名簿"に登録します.
(2) 食品安全チームリーダーは,食品安全マネジメントシステムの開発,実施,運用又は評価に外部の専門家の協力が必要な場合は"契約書"を作成し,そのような外部の専門家の責任及び権限を明確にします.

3.5.2 インフラストラクチャー
(1) 建物及び関連施設を含む工場のレイアウトをレイアウト図に示します.
(2) 製造部長は必要な設備・機器を"設備管理台帳"に登録します.
(3) 製造部は設備・機器を"衛生管理手順書"に従って管理します.

3.6 社内でのコミュニケーション
(1) 食品安全に影響する問題を周知するために下表の手順で情報を伝達します.
(2) 食品安全マネジメントシステムの有効性を維持するために,次の変更及びその他の変更があれば,それを食品安全チームリーダーに伝えます.

	主な内容	開催頻度	出席者	記録名
食品安全会議	・食品安全に関する情報伝達 ・ハザード評価 ・是正・予防処置の確認 ・クレーム対策 ・文書の見直し	定例：月1回 臨時：リーダーが召集	・食品安全チームリーダー ・チームメンバー ・チームリーダーが指名した者	食品安全会議議事録
部長会議	・販売計画の立案・調整 ・目標達成状況の確認	定例：3か月1回 社長が招集	・社長 ・社長が指名した者	部長会議議事録
生産会議	・試作品の妥当性確認 ・原料・資材の導入・変更 ・"製品仕様書"の検証 ・"工程管理表"の変更 ・不適合品の処置	定例：週1回	・製造部長 ・部長が指名した者	生産会議議事録
朝礼	・食品安全関連事項の広報 ・食品安全にかかわる教育	定例：月1回	・製造部長 ・出席可能な要員	教育訓練記録

(a) 製品又は新製品
(b) 原料，材料及びサービス
(c) 生産システム及び装置
(d) 製造施設，装置の配置，周囲環境
(e) 清掃・洗浄及び殺菌・消毒プログラム
(f) 包装，保管及び配送システム
(g) 要員の資格レベル及び／又は責任及び権限の割当て付与
(h) 法令・規制要求事項
(i) 食品安全ハザード及び管理手段に関連する知識
(j) 組織が遵守する顧客，部門及びその他の要求事項
(k) 外部の利害関係者からの引合い

    (l) 製品に関連した食品安全ハザードを示す苦情
    (m) 食品安全に影響するその他の条件
(3) 食品安全チームは，この情報を食品安全会議で検討し食品安全マネジメントシステムの更新のために役立てるようにします．
(4) 食品安全チームリーダーは関連する情報をマネジメントレビューのインプットとして社長に報告します．

3.7 外部とのコミュニケーション
(1) 食品安全チームリーダーは食品安全に関する情報を伝達する関連組織を"情報伝達先一覧表"に明確にします．
(2) 食品安全チームリーダーは特に他の組織の管理する必要のある製品に関係する既知の食品安全ハザードに関する情報を提供します．
(3) 食品安全マネジメントシステムの有効性又は更新に影響する，又はそれによって影響される他の組織との情報は食品安全チームリーダーが関連部署に伝達します．
(4) 食品安全チームリーダーは関連する組織に情報を伝達するとともに，マネジメントレビューへのインプットとして社長に報告します．

3.8 緊急事態に対する備え及び対応
　食品安全に影響を与える可能性がある緊急事態及び事故が発生した場合，食品安全チームリーダーは以下の手順に従って対応します．
(a) 社長に報告し対策チーム編成
(b) 影響を評価し対策を検討
(c) 対策実施を指示
(d) 利害関係者に通告

(e) 結果を対策チームで分析し評価
(f) 結果は"緊急事態対応報告書"に記録

4. 文書の管理手順

4.1 文書の体系

私たちが業務に使用する文書は次のものがあります．
(a) 食品安全マニュアル
(b) 衛生管理手順書：衛生的な作業環境を維持するための手順を規定した文書
(c) 検査手順書：検査の手順を具体的に示したもの
(d) 帳票：業務を実施した結果を記録するための様式
(e) 記録：業務の結果を記録した文書
(f) 外部文書：外部で作成された当社の食品安全マネジメントシステムに関する文書で法令・規制，公的規格，顧客から支給される仕様書など．

4.2 文書の管理

食品安全マネジメントシステムにおいて使用する文書は，品質管理部が"文書管理台帳"に明確にし，以下の手順で管理します．
(a) 文書は，発行前に"文書管理台帳"に定められた承認者が適切性を確認し承認します．
(b) 文書は，"文書管理台帳"に定められた間隔で見直し必要な場合は更新するとともに承認者が再承認します．
(c) 品質管理部は，"文書管理台帳"で文書の最新版の版数を明確にするとともに，各部署で最新版が使用できるように配付します．

(d) 文書は表紙に文書名と版数を明記し識別できるようにします．帳票類は文書番号と版数を表示して識別します．
(e) 文書は，食品安全会議（8月度）で定期的に見直し，必要な場合は更新します．
(f) 廃止文書は管理部署で廃棄します．なお，何らかの目的で旧版を保管する場合は"旧版"の朱印を押印し識別します．
(g) 外部文書は各部署で"外部文書一覧表"に登録し保管します．

4.3 記録の管理

食品安全マネジメントシステムの効果的な運用の証拠を示すための記録は，以下の手順で管理します．
(1) 記録は"記録一覧表"に名称，保管部署及び保管期間を定めます．
(2) 記録は各保管部署でファイルに記録名を明記して識別し，置き場所を決めて容易に検索できるように保管します．
(3) 保管期間を過ぎた記録は，各部長の責任で年度末に廃棄します．

5. 安全な製品の提供

製品の実現に必要な主要プロセスは，以下のとおりです．
　　引合い　→　開発　→　受注　→　購買　→　製造
　　→　包装・出荷
これらのプロセスの実施手順を以下に定めます．

5.1 衛生的な環境の確保（**PRP**）
(1) 製造部では衛生的な環境を維持するために，"衛生管理手順書"を作成します．

(2) "衛生管理手順書"には，以下の項目及び手順を含めます．
　(a) 建物及び関連施設の構造及びレイアウト
　(b) 作業空間及び従業員施設を含む構内のレイアウト
　(c) 空気，水，エネルギー及びその他のユーティリティの供給源
　(d) 廃棄物処理及び廃水処理を含めた支援サービス
　(e) 設備の清掃，保守及び予防保全
　(f) 購入した材料（原材料，化学薬品，包装材等），水，廃棄物及び製品の管理
　(g) 交差汚染の予防手段
　(h) 清掃・洗浄及び殺菌・消毒
　(i) そ族，昆虫等の防除
　(j) 要員の衛生
　(k) その他
(3) "衛生管理手順書"は食品安全チームリーダーが承認します．
(4) 製造部は"衛生管理手順書"に定められた活動を日常的に実施します．
(5) 製造部長は，"衛生管理手順書"に定められた活動が実施されているかどうかを検証し結果を"衛生管理チェック表"に記録します．

5.2 受注
5.2.1 引合い
(1) 営業部は，お客様に以下の情報を提供します．
　(a) 製品に関する情報を"カタログ"，ホームページ等で適時に提供
　(b) 製品の安全及び品質に関する情報
(2) 営業部は，引合いに関する内容を確認し"試作依頼書"に記述して製造部へ試作品の製作を依頼します．

(3) 営業部は，承認された"商品仕様書"を基に"見積書"を作成しお客様に提出します．
(4) 必要な場合"契約書"を作成し営業部長が承認の上お客様に提出します．

5.2.2 受注
(1) 営業部は，顧客からの"注文書"の内容を確認し，"出荷指示書"にて製造部に出荷を指示します．
(2) 営業部は，顧客からの電話での注文を"受注表"に記載し，確認後"出荷指示書"にて製造部に出荷を指示します．
(3) 顧客から注文内容の変更があった場合，該当する"注文書"又は"受注表"に変更内容を記述した後"出荷指示書"にて製造部に変更を指示します．

5.3　ハザード分析のための準備段階及び開発
5.3.1　原材料及び資材の仕様の明確化
(1) 原材料及び製品に接触する材料は，品質管理部が次のものを含め，食品安全ハザード分析を実施するために必要となる範囲で"原材料・資材規格書"に記述します．
  (a) 生物的，化学的及び物理的特性
  (b) 添加物及び加工助剤を含め，配合材料の組成
  (c) 由来（原産地）
  (d) 製造方法
  (e) 包装及び配送方法
  (f) 保管条件及びシェルフライフ（使用期限又は消費期限）
  (g) 使用又は加工前の準備及び／又は取扱い

(h) 意図した用途に適した，購入した資材及び材料の合否判定基準又は仕様
(2) 品質管理部は，原材料及び製品に接触する材料の食品安全に関する法的及び規制要求事項を明確にし"原材料・資材規格書"に記述します．
(3) "原材料・資材規格書"は 5.7.2 に従って更新します．

5.3.2 製品仕様の明確化
(1) 最終製品の特性は，製造部開発担当者がハザード分析を実施するために必要な範囲で，次の事項に関する情報を含めて"製品仕様書"に明確にします．
 (a) 製品名又は同等の識別
 (b) 組成
 (c) 食品安全にかかわる生物的，化学的及び物理的特性
 (d) 意図したシェルフライフ（使用期限又は消費期限）及び保管条件
 (e) 包装
 (f) 食品安全にかかわる表示及び／又は取扱い，調整及び使用法に関する説明
 (g) 配送方法
(2) 品質管理部は，最終製品の食品安全に関する法令・規制要求事項を明確にし"製品仕様書"に記述します．

5.3.3 意図した用途
(1) 製造部開発担当者は，最終製品の意図した用途，当然予想される取扱い，並びに意図しないが当然予想される最終製品の誤った取扱い及び誤使用の可能性などを，ハザード分析を実施するために必要な

範囲で"製品仕様書"に記述します．
(2) 製品別に，利用者グループ及び消費者グループを明確にします，また，特定の食品安全ハザードに特に影響を受けやすい消費者グループ（アレルギーを持つ人，病人，老人，子供，乳幼児，妊婦等）を考慮します．
(3) "製品仕様書"はハザード分析の結果を踏まえて生産会議で確認・検証します．
(4) "製品仕様書"は 5.7.1 に基づき試作品にて妥当性を確認し営業部長が承認します．
(5) "製品仕様書"は必要な場合 5.7.2 に従って更新します．

5.3.4 フローダイアグラム

(1) 製造部開発担当者は，製品群ごとの"フローダイアグラム"を作成します．
"フローダイアグラム"には，次の事項で必要なものを含めます．
  (a) 作業におけるすべての段階の順序及び相互関係
  (b) アウトソースした工程及び下請負作業
  (c) 原料，材料及び中間製品がフローに入る箇所
  (d) 再加工及び再利用が行われる箇所
  (e) 最終製品，中間製品，副産物及び廃棄物をリリース又は除去する箇所
(2) 食品安全チームは，現場確認によってフローダイアグラムの正確さを検証し，検証したフローダイアグラムは製造部が記録として維持します．

5.3.5　工程の段階及び管理手段

(1) 製造部開発担当者は，現存の管理手段，適用される工程のパラメータ及び食品安全に影響する可能性のある手順を，ハザード分析を実施するために必要な範囲で"ハザード分析表"に記述します．

(2) 管理手段の選定及び厳密さに影響を与えることのある，顧客や規制当局の要求事項も"ハザード分析表"に記述します．

(3) "ハザード分析表"は，5.7.2に従って更新します．

5.4　ハザード分析

5.4.1　ハザードの明確化

(1) 食品安全チームは，管理が必要なハザード，食品安全を確保するために必要な管理の程度及び要求される管理手段の組合せを決定するためにハザード分析を実施します．

(2) 食品安全チームは，製品の種類，工程の種類及び実際の加工施設と関連して発生することが当然予測されるすべての食品安全ハザードを明確にし"ハザード分析表"に記録します．

(3) 食品安全チームは，明確にされた食品安全ハザードのそれぞれについて，最終製品における食品安全ハザードの許容水準を，可能な限り決定します．

(4) 決定する水準は，確立された法令・規制要求事項，顧客の食品安全要求事項，顧客によって意図される用途及び経験を考慮します．

(5) 決定の正当性及びその結果を"ハザード分析表"に記録します．

5.4.2　ハザード評価

(1) 食品安全チームは，明確にされたそれぞれの食品安全ハザードについて，ハザード評価を実施します．

(2) それぞれの食品安全ハザードは，健康への悪影響の重大さ及びその起こりやすさに従って"ハザード分析表"で評価します．

(3) 食品安全ハザード評価の結果は，"ハザード分析表"に記録します．

5.4.3 管理手段の選択及び判定

(1) 食品安全チームは，ハザード評価に基づいて，これらの食品安全ハザードの予防，除去又は規定の許容水準への削減を可能にする管理手段の組合せを選択します．

(2) 選択に当たって"ハザード分析表"に記述したそれぞれの管理手段を，明確にされた食品安全ハザードに対する有効性についてレビューします．

(3) 選択した管理手順は，オペレーション PRP 又は HACCP プランに分類します．

(4) 分類のために用いた方法及びパラメータは，"ハザード分析表"に記述し，また，判定の結果は"ハザード分析表"に記録します．

5.5 オペレーション前提条件プログラム（PRP）の確立

(1) 製造部は，"ハザード分析表"に基づきオペレーション PRP 及びその管理手段を"工程管理表"に記述します．

(2) "工程管理表"には，以下の情報を含めます．

　(a) オペレーション PRP によって管理される食品安全ハザード

　(b) 管理方法

　(c) オペレーション PRP が実施されていることを実証するモニタリング手順

　(d) モニタリングにおいて，オペレーション PRP が管理状態にないことを示した場合にとるべき修正及び是正処置

(e) 責任及び権限
(f) モニタリングの記録

5.6 HACCPプランの作成
5.6.1 HACCPプラン
(1) 製造部は，"ハザード分析表"に基づき作成したHACCPプランを"工程管理表"に記述し製造部長が承認します．
(2) "工程管理表"では，明確になった重要管理点（CCP）ごとに次の情報を明確にします．
 (a) CCPにおいて管理すべき食品安全ハザード
 (b) 管理手段
 (c) 許容限界
 (d) モニタリング手順
 (e) 許容限界を逸脱した場合にとるべき修正及び是正処置
 (f) 責任及び権限
 (g) モニタリングの記録

5.6.2 重要管理点（CCP）の明確化
製造部は，"ハザード分析表"にて明確になったHACCPプランによって管理しなければならないハザードごとに，明確にされた管理手段についてCCPを明確にします．

5.6.3 重要管理点の許容限界の決定
(1) 製造部は，"ハザード分析表"で特定したCCPごとに定めたモニタリングに対して，判定可能な許容限界を決定します．
(2) 決定した許容限界の根拠は"工程管理表"に明確にします．

(3) 目視検査は"検査手順書"に従って，教育・訓練を受けた者が実施します．

5.6.4 重要管理点のモニタリングのためのシステム

(1) 製造部は，CCPが管理されていることを実証するために，CCPごとに以下の項目を含むモニタリングシステムを確立します．
   (a) 適切な時間内に結果を提供する測定又は観察
   (b) 使用するモニタリング機器
   (c) 適用する構成方法
   (d) モニタリング頻度
   (e) モニタリング及びモニタリング結果の評価に関連した責任及び権限
   (f) 記録方法
(2) モニタリングシステムは，"工程管理表""検査手順書""検査記録"で構成します．

5.6.5 モニタリング結果が許容限界を逸脱した場合の処置

(1) 許容限界を逸脱した場合にとるべき修正及び是正処置は"工程管理表"に規定します．
(2) 安全でない可能性がある製品の取扱いに関しては，5.11.3に従って評価されるまで出荷しないようにします．

5.7 管理手段の組合せの妥当性確認と検証

5.7.1 管理手段の組合せの妥当性確認

(1) 製造部は，オペレーションPRP及びHACCPプランに組み込む管理手段の実施に先立って，及び管理手段のいずれかの変更後に，次の事項の妥当性を確認し食品安全会議で報告します．

(a) 選択された管理手段は，指定された食品安全ハザードの意図した管理を達成することができる

　　(b) 管理手段は組合せ状態で効果的であり，かつ，規定された許容水準を満たす最終製品を得るために明確にされた食品安全ハザードの管理を確実にすることができる

　(2) 妥当性確認の結果，上記の要素の一つ又は両方を確認することができない場合，食品安全チームは，管理手段の組合せを修正し，5.4.3に従って再評価します．

5.7.2　PRP 及び HACCP プランを規定する事前情報並びに文書の更新

　(1) 食品安全チームは，"工程管理表"を確立した後，必要に応じて次の情報を更新します．

　　(a) "原材料・資材規格書"

　　(b) "製品仕様書"

　　(c) "フローダイアグラム"

　　(d) "ハザード分析表"

　(2) 製造部は必要ならば，"工程管理表"及び PRP を規定する"衛生管理手順書"を修正します．

5.7.3　検証プラン

　(1) 製造部は，検証活動の目的，方法，頻度及び責任を"工程管理表"に規定します．

　　検証活動では，次の事項を確認します．

　　(a) PRP が実施されている

　　(b) ハザード分析へのインプットが継続的に更新されている

　　(c) オペレーション PRP 及び HACCP プランの要素が実施され，ま

た効果的である
- (d) ハザードレベルが，明確にされた許容水準内にある
- (e) "工程管理表"で決められた手順が実施され，また効果的である
(2) 製造部は検証結果を"工程管理表"に定められた記録帳票に記録し，検証活動の結果の分析ができるように食品安全チームに報告します．

5.8 購買
5.8.1 購買先の評価
(1) 製造部は，発注に先立って原材料，副資材，設備・機器の購買先を"購買先評価表"で評価します．
(2) 製造部は，評価の結果に問題がなければ購買先を"購買先リスト"に登録します．
(3) 品質管理課は，"購買先リスト"に登録された購買先を毎年4月に実績を基に再評価します．

5.8.2 原材料・資材の発注
(1) 製造部の発注担当者は，"購買先リスト"に登録された購買先に"注文書"にて発注します．
(2) "注文書"には管理する必要のある食品安全ハザードに関する情報を明確にします．
(3) 製造部の発注担当者は，"入庫予定一覧表"を作成し受入担当者に伝達します．

5.8.3 受入
(1) 製造部受入担当者は，納入品の品名，数量を確認し"入庫予定一覧

表"に記録します.
(2) 製造部受入担当者は,購買先が作成した精米の"検査表"を確認し品質管理課に提出します.
(3) 製造部受入担当者は,品質管理部の指示に従って納入された原材料・資材をサンプリングし品質管理部に提出します.
(4) 受け入れた原材料・資材は所定の保管場所に保管します.

5.9 製造
5.9.1 製造工程の管理
製造部は,以下の手順で製造工程を管理します.
(1) 営業部からの"出荷指示書"に基づいて"生産予定表"を作成し担当者に指示します.
(2) "衛生管理手順書"に基づいて衛生的な作業環境を確保します.
(3) "設備管理台帳"に基づいて設備の定期・日常点検を実施し,結果を"設備点検記録"に記録します.
(4) "工程管理表"に基づいてモニタリングを実施し結果を記録します.

5.9.2 トレーサビリティシステム
(1) 製造部は,以下の手順で製品を識別します.
　① 原材料,資材は所定の保管場所に品名を表示して保管する.
　② 製品は顧客名,品名,数量を表示して製品保管場所に保管する.
(2) 製造部は,以下の記録でトレーサビリティシステムを確保します.

工　程	記　録　名
包装・出荷	作業日報，納品書
製品検査	作業日報
炊飯	作業日報
洗米・浸漬	作業日報
原材料受入	入荷予定表，納品書
出荷指示	出荷指示書
受注	注文書，受注表

(3) トレーサビリティ記録は"記録一覧表"に定められた期間維持します．

5.10 モニタリング及び測定の管理

(1) 品質管理部は，指定のモニタリング及び測定の方法と機器が，モニタリング及び測定の手順のパフォーマンスを確実にするために適切であるという証拠を提供します．

(2) 品質管理部は，管理すべき測定及び検査機器を"計測機器管理台帳"に登録し，以下の手順で管理します．

　(a) 測定機器は，"計測機器管理台帳"に定めた間隔で外部に校正を依頼するか，品質管理部が標準器を用いて検証する．

　(b) 測定機器の使用者は，必要に応じて調整又は再調整する．

　(c) 測定機器の校正状態の有効期限を表示したラベルを貼付して識別する．

　(d) 測定した結果が無効となるような操作ができないようにする．

　(e) 必要な場合は損傷及び劣化しないように保護する．

(3) 品質管理部は，校正及び検証結果を"計測機器管理台帳"に記録します．

外部の校正機関に委託した校正の記録として受領した"校正証明書"を保管維持します．
- (4) 品質管理部は，計測機器又は工程が要求事項に適合しないことが判明した場合には，それまでに測定した結果の妥当性を評価します．
- (5) 計測機器が不適合の場合，製造部長はその計測機器及び影響を受けた製品に対して適切な処置をとります．
- (6) そのような評価及びその処置の結果の記録は"不適合品処置報告書"に記録します．
- (7) モニタリング及び測定にコンピュータソフトウェアは使用していません．

5.11 不適合の管理
5.11.1 修正
製造部は，CCPの許容限界を逸脱した場合又はオペレーションPRPの管理が損なわれた場合，以下の手順で影響を受けた製品を特定し，その使用及びリリース（次工程への引渡し又は出荷）を管理します．
- (a) CCPの許容限界を逸脱した場合又はオペレーションPRPの管理が損なわれた場合，該当する製品に不適合品と表示して識別し5.11.3に従って評価します．
- (b) 影響を受けた製品は評価結果に基づき再加工又は廃棄します．
- (c) 再加工した製品は検査員が処置内容と製品に問題がないか確認し，問題がなければ出荷を許可します．検査員は評価結果，処置内容及び確認結果を"不適合処置報告書"に記録します．

5.11.2 是正処置
- (1) オペレーションPRP及びCCPのモニタリングから得られたデー

タは，製造部の検査員が評価します．
(2) 是正処置は，許容限界を逸脱した場合，又はオペレーションPRPへの不適合があった場合に製造部長が指示します．
(3) 製造部は，検出した不適合の原因を明らかにし，除去し，再発を防止し，さらに，不適合が発生した後に工程又はシステムを管理下に戻すための適切な処置を以下の手順で実施します．
  (a) 不適合を（顧客の苦情を含む）レビューする
  (b) 管理が損なわれる方向にあることを示す可能性があるモニタリング結果の傾向をレビューする
  (c) 不適合の原因を特定する
  (d) 不適合が再発しないことを確実にするための処置の必要性を評価する
  (e) 必要な処置を決定し，実施する
  (f) とられた是正処置の結果を記録する
  (g) 是正処置が有効であることを確実にするため，とられた是正処置をレビューする．
(4) 是正処置は"是正処置報告書"に記録します．

5.11.3 安全でない可能性がある製品の取扱い

(1) 製造部は，次の(a)～(c)のいずれかを確認することができなければ，(2)以下の手順で不適合製品が出荷されないようにします．
  (a) 対象となる食品安全ハザードが，規定の許容水準まで既に低減されている
  (b) 対象となる食品安全ハザードが出荷される前に規定の許容水準まで低減されている
  (c) 製品が，不適合にもかかわらず，対象となる食品安全ハザードの

規定の許容水準を満たしている．
(2) 製造部は，安全でない可能性のある製品の全ロットは，評価が終わるまで出荷しないようにします．
(3) 製造部は，不適合によって影響を受ける製品のそれぞれのロットは評価し，次の条件のいずれかが当てはまった場合だけ，安全なものとして出荷します．
　(a) モニタリングシステム以外の証拠が，管理手段が有効であったことを実証している
　(b) 証拠が，特定の製品の食品安全ハザードが許容水準を満たしていることを示している
　(c) 試験の結果が，影響を受けたロットの製品は，該当する食品安全ハザードの明確にされた許容水準に適合することを実証している
(4) 評価の結果，製品の安全性が確認されないため出荷できない製品のロットは，検査者が，処置を決定し結果を"不適合処置報告書"に記録します．
　その処置には，次のようなものがあります．
　　① 安全な製品にするために再加工する
　　② 廃棄する
(5) 出荷した製品が，その後，安全でないと判定された場合，食品安全チームリーダーは利害関係者にそのことを通知し製品を回収します．

5.11.4　回収

(1) 食品安全チームリーダーは，出荷後に安全でないと明確にされた最終製品のロットを，以下の手順に従って完全かつタイムリーに回収します．

(a) 食品安全チームリーダーは対策チームを編成する．
　　(b) 営業部が取引先に，食品安全チームリーダーはその他の利害関係者に通知する
　　(c) 回収した製品及び，関係する在庫製品の取扱いを決定する
　　(d) 結果を対策チームで分析し評価する
　　(e) 回収結果は"製品回収報告書"に記録
 (2) 製造部は，回収された製品を，安全であると判断されるか，又は，それらの安全が確保されるように再加工されるまで，出荷しないように管理します．
 (3) 食品安全チームリーダーは，"製品回収報告書"にて回収結果を社長に報告します．
 (4) 食品安全チームリーダーは，毎年1回，製品回収プログラムの有効性を検証し，結果を"製品回収テスト記録"に記録します．

6. 食品安全マネジメントシステムの検証及び改善

6.1 内部監査

 (1) 食品安全チームリーダーは，"食品安全マニュアル"に定めたことが満たされているか否かを明確にするために，以下の手順で内部監査を実施します．
 (2) 食品安全チームリーダーは，監査の対象となるプロセス及び領域の重要性，並びにこれまでの監査結果から得られた更新活動を考慮して"内部監査計画"を作成します．
 (3) 監査員の選定及び監査の実施においては，監査プロセスの客観性及び公平性を確保します，また，監査員は，自らの仕事の監査はしないように計画します．

(4) 監査チームリーダーは，事前に被監査部門に監査スケジュールと重点項目を通知し監査を実施します．
(5) 監査チームリーダーは，監査結果を"内部監査是正報告書"に記録し，被監査部門の部長に報告します．
(6) 被監査部門の部長は，監査で発見された不適合及びその原因を除去するための処置を"内部監査是正報告書"に記録し監査チームに報告します．
(7) 監査チームは，被監査部門によって取られた処置を検証し"内部監査是正報告書"にて食品安全チームリーダーに報告します．

6.2 個々の検証結果の評価
(1) 食品安全チームは，"工程管理表"に基づく検証の結果をまとめ"食品安全会議"で評価します．
(2) 評価によって，"食品安全マニュアル"に定められた手順が守られていないと判断された場合，食品安全チームは適切な処置をとり"不適合処置報告書"に記録します．

6.3 検証活動の結果の分析
(1) 食品安全チームは，内部監査及び外部監査の結果を含めて，検証活動の結果を"食品安全会議"で分析します．
(2) 分析及びそれを受けた活動の結果は"食品安全会議議事録"に記録し，食品安全チームリーダーが社長に報告します．

6.4 改善
(1) 食品安全チームは，マネジメントレビュー実施前に"食品安全会議"で食品安全マネジメントシステムの評価を行います．また，食品安

全チームは，ハザード分析，確立したオペレーションPRP及びHACCPプランの見直しが必要かどうかを検討し，見直した結果必要な場合はそれらを更新します．
(2) 更新結果は"食品安全会議"にて社長に報告します．

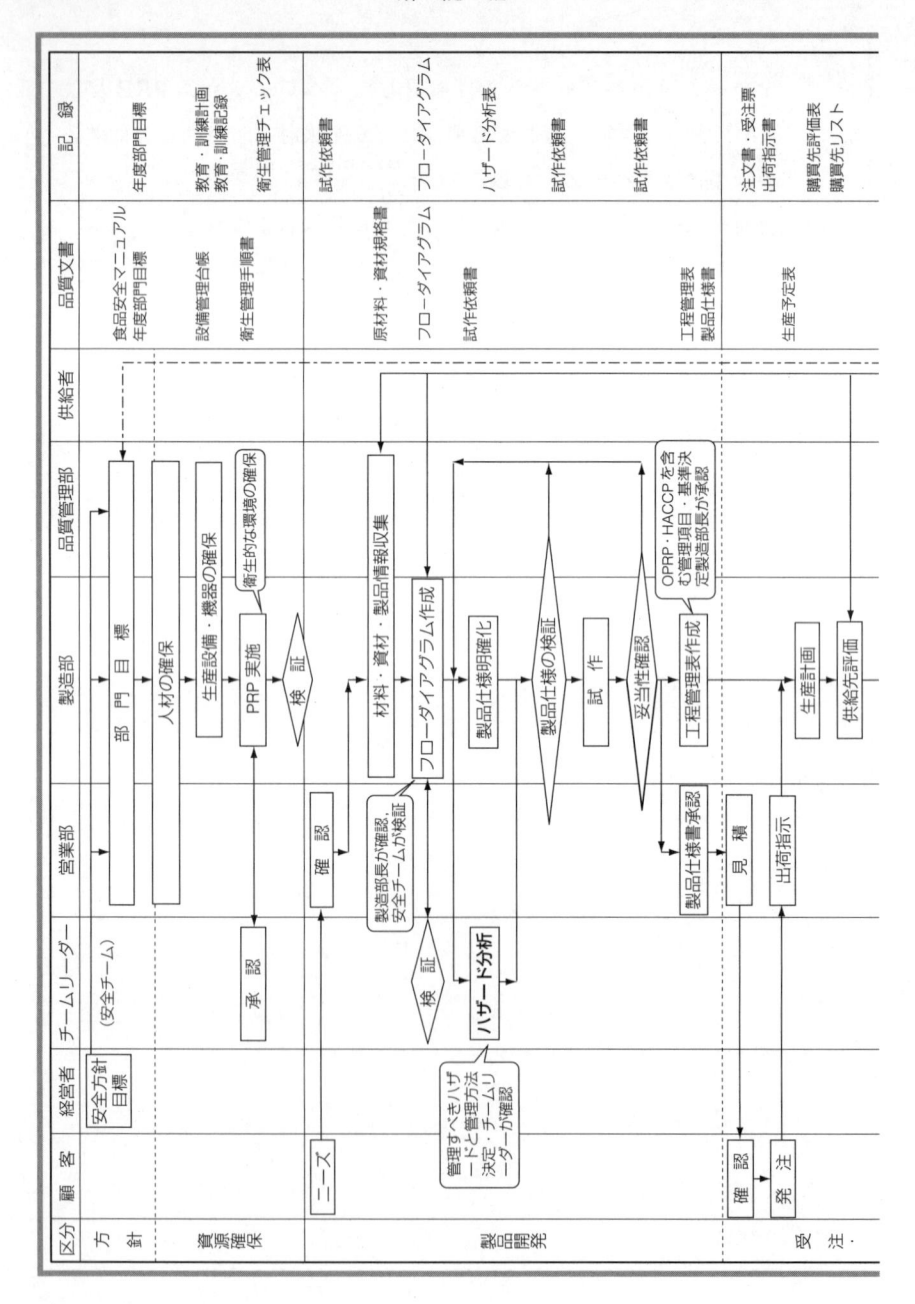

区分	顧客	経営者	チームリーダー（安全チーム）	営業部	製造部	品質管理部	供給者	品質文書	記録
方針		安全方針・目標			部門目標			食品安全マニュアル／年度部門目標	年度部門目標
資源確保					人材の確保／生産設備・機器の確保／PRP実施			設備管理台帳／衛生管理手順書	教育・訓練計画／教育・訓練記録／衛生管理チェック表
製品開発	ニーズ	管理すべきハザードと管理方法決定・チームリーダーが確認	承認／ハザード分析	確認／製造部長が確認、安全チームが検証／製品仕様書承認	材料・資材・製品情報収集／フローダイアグラム作成／製品仕様明確化／試作／妥当性確認／工程管理表作成（OPRP・HACCPを含む管理項目・基準決定製造部長が承認）	衛生的な環境の確保／検証／検証		原材料・資材規格書／フローダイアグラム／試作依頼書／製品仕様書／工程管理表	試作依頼書／フローダイアグラム／ハザード分析表／試作依頼書／試作依頼書
受注	確認／発注			見積／出荷指示	生産計画／供給先評価			生産予定表	注文書・受注票／出荷指示書／購買先評価表／購買先リスト

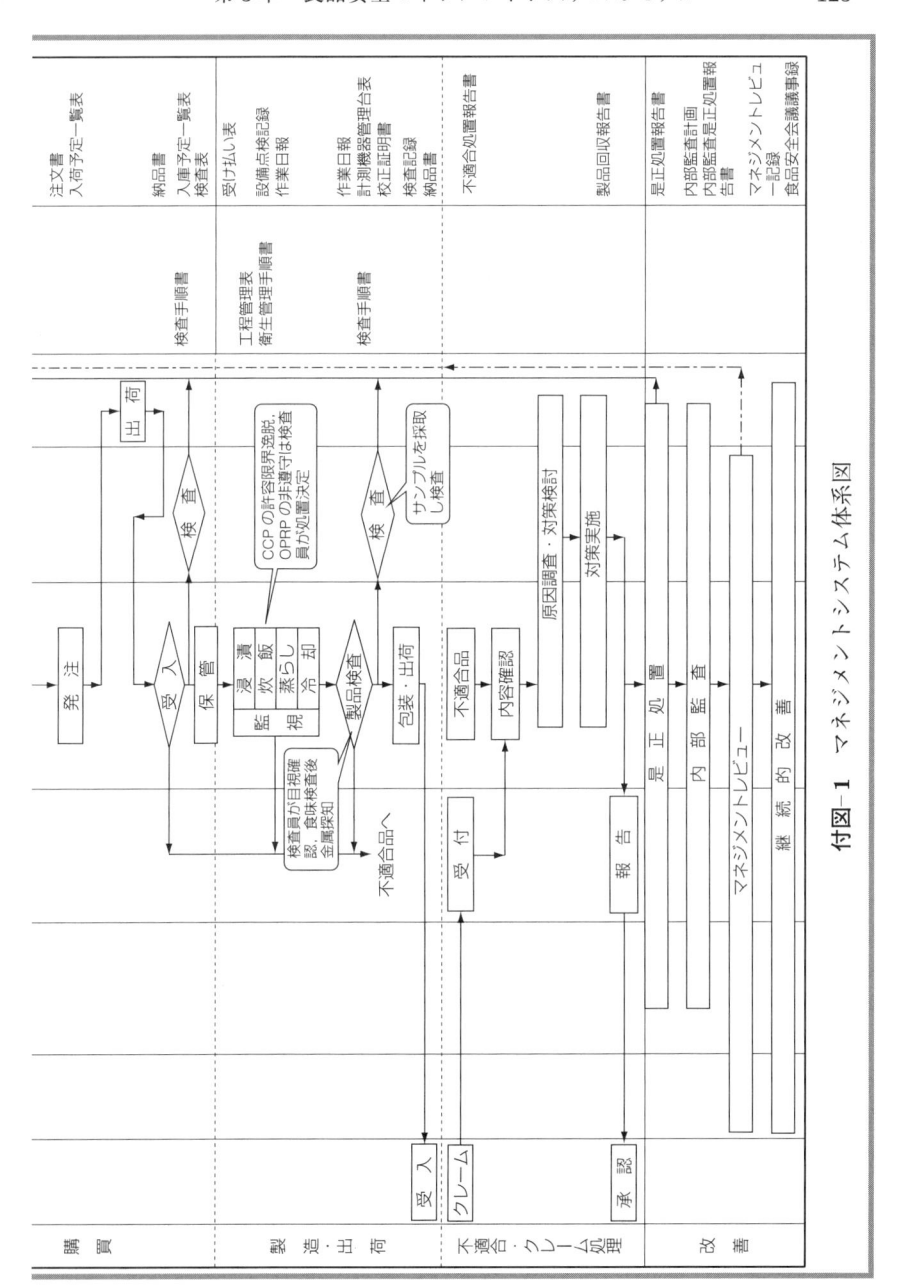

第 3 章　食品安全マネジメントシステムのモデル

付図-1　マネジメントシステム体系図

参考文献

1) ISO 22000:2005　要求事項の解説，(財)日本規格協会
2) ISO 9000　要求事項及び用語の解説，(財)日本規格協会
3) 中小企業のための ISO 9001，(財)日本規格協会
4) ISO 9001　システムを鍛える品質マニュアル，(財)日本規格協会
5) 食品製造・加工業のための ISO 22000 解説書，(財)食品産業センター
6) こうすれば HACCP システムが構築できる 1〜3 巻，(株)日科技連出版社
7) 食品の安全性，建帛社

事例編

金秀バイオ株式会社

事　例

A. 認証取得企業：金秀バイオ株式会社

1. 概　　要

1.1 企業概要及び沿革

金秀バイオ(株)（社長：呉屋守章，本社：沖縄県糸満市）は，1947年に呉屋秀信が起業した"金秀グループ"の一社である．当社は，2006年5月25日に旧社名"(株)沖縄発酵化学"から社名変更を行った．

金秀グループは現在，(株)金秀本社，金秀建設(株)，金秀鋼材(株)，金秀アルミ工業(株)，金秀商事(株)，金秀リゾート開発(株)，第一産業(株)，(株)金秀トレーディング，金秀グリーン(株)，金秀事業協同組合，そして当社の10社1事業協同組合で構成され，2007年5月に60周年を迎える．

当社の会社沿革は，表1のとおりである．当社の歴史は，沖縄の基幹作物である"さとうきび"の製糖副産物である"バガス"（さとうきびのしぼりかす）の有効活用を図ることから始まった．この取組みを沖縄県の経済振興に役立てるため，(財)農技協，経済連，民間企業数社からなる株式構成で1988年に設立された．その3年後，1991年に金秀グループの一員となり再スタートした．1998年には沖縄産モズクから"フコイダン"の抽出に成功，フコイダンは現在も主力製品である．ISOなど，マネジメントシステムの導入は，2002年にISO 9001，翌2003年にISO 9001-HACCP*の認証取得，2004年に有機JASの加工工場の認証取得，そして，2006年にISO 22000の認証を取得

表1 会社沿革

1988年 (昭和63年)	沖縄の基幹作物さとうきびの製糖副産物・バガスの活用を図り，沖縄県経済振興に役立てることを目的として，(財)農技協，経済連，民間企業数社からなる株式構成(資本金2700万円)で設立
1990年 (平成2年)	資本金を4300万円に増資，本社を南風原町から糸満市へ移転
1991年 (平成3年)	・アガリクス茸の大量栽培技術を確立 ・金秀グループの一員として新しくスタート
1998年 (平成10年)	沖縄産モズクから"フコイダン"の抽出に成功
1999年 (平成11年)	・泡盛を蒸留した後にできる"もろみ"から，クエン酸を豊富に含んだ もろみ酢の製造・販売を開始。(株)久米島の久米仙と業務提携 ・新社屋(事務所・工場)の完成移転
2000年 (平成12年)	第1回沖縄県ビジネスオンリーワン賞(製造業等部門)受賞
2002年 (平成14年)	ISO 9001の認証取得
2003年 (平成15年)	ISO 9001-HACCPの認証取得
2004年 (平成16年)	・"フコイダンエキス原末カプセル"がJACT(日本代替，相補，伝統医療連合会議)認定商品となる ・有機JASの認定工場となる
2006年 (平成18年)	・ISO 22000の認証取得 ・(株)沖縄発酵化学から金秀バイオ(株)に社名変更

した［審査機関は(財)日本品質保証機構］.

ISO 22000の登録活動範囲は，"①きのこ類(アガリクス，しいたけ，レイシ，メシマコブ，マイタケ)，薬草類及び海藻類を主原料とする健康食品(錠剤，顆粒，粉末，カプセル，エキス，レトルト，製品)の研究・開発，製造及び配送，②薬草茶(ティーバッグ，バラ)の研究・開発，製造及び配送"である.

---

* (財)日本品質保証機構(JQA)の独自規格．ISO 9001とHACCPの審査を同時に行うもの．

当社は3工場体制で稼働している．従業員数は全体で115人．第1工場（糸満市）には事務所，研究所，研修室，倉庫などがある．第2工場（糸満市）には，アガリクス子実体発生室，アガリクス・しいたけ・レイシ・メシマコブ・マイタケ菌糸体培養室などがある．第3工場（うるま市）には，ビフィズス菌培養施設，ヘチマ成分の抽出施設などがある．

1.2 経営理念

金秀グループの社訓，当社の経営目的及び品質・食品安全方針は，表2〜表4に示したとおりである．

当社は"沖縄県産素材"の使用にこだわっている．"天然素材の宝庫"である沖縄県で栽培されたウコンやクミスクチン，ノニなど，多彩な原材料を加工している．また，社内に研究開発部門を有し，沖縄県産素材の可能性を追求しながら，表5に示すような製品開発を行っている．

しかし，生産履歴の不透明な原材料では，"安全・安心"な製品にはならない．そこで，2004年4月に農業生産法人(株)金秀ファームを設立．主にそこで栽培した原材料を使用している．同ファームは，2004年12月に有機JAS認定を取得した．

表2 金秀グループの社訓

"誠実"	誠実は人の道。求めず誠を尽くす。そこにお客様との信頼関係が生まれる。道を踏みしめた歩みに未来がある。
"努力"	努力は可能性の源泉。目標を高く掲げ、己のすべての力を出し尽くすことに努める。企業を発展させる原動力である。
"奉仕"	奉仕は報恩の心。感謝を忘れずお客様に尽くし、社会に役立つことを使命とする。奉仕は企業の最終目標である。

表3 経営目的

1	沖縄の素材を活かして，発酵・バイオ技術を活用した健康食品をお客様に提供し，保健・未病・代替医療に貢献致します。
2	健康食品産業として品質と環境を重視し，お客様に信頼される顧客満足度の高い経営と社員満足度の高い企業を目指します。

表4　品質・食品安全方針

1　関連するあらゆる法律，規制要求事項を遵守する．
2　全社員が誠実に"品質向上"に向けて努力し，お客さまの満足を実現する．
3　外部及び内部のコミュニケーションを図り，"安全・安心な商品"をお客さまに提供する．
4　品質・食品安全方針に沿って品質目標を設定し，方針の適切性を確認する．
5　品質・食品安全方針は組織全体に伝達し，理解させ，全社員が"顧客志向""品質及び食品安全重視"の実践でお客さまと信頼を共有する．
6　定期的に"マネジメントレビュー"を行い，継続的な改善を進め，マネジメントシステムの適切性を維持する．

表5　最近の製品開発

2005年 （平成17年）	植物性培地培養のビフィズス菌を使用した"沖縄ビフィズスパパイヤ"／馬鞭草を使用した美容飲料"Verbeny（バーベニー）"／ナノ技術を応用した"NANOウコン顆粒，アガリクス菌糸体顆粒"／ヘチマ抽出物を利用した"ヘチマックス"／難消化性デキストリンを使用した特定保健用食品"ファイバーセブン"／ウコン，もろみ酢，コラーゲン配合"女性のためのウコン"
2006年 （平成18年）	クミスクチン，ヒアルロン酸，コラーゲン配合"女性のためのクミスクチン"／沖縄野草12種類を乳酸発酵した飲料"爽々"

翌2005年には各工場で，パソコン上でのトレーサビリティシステムを構築するなど，ITを利用した管理にも取り組んでいる．

1.3　組織図

図1参照．

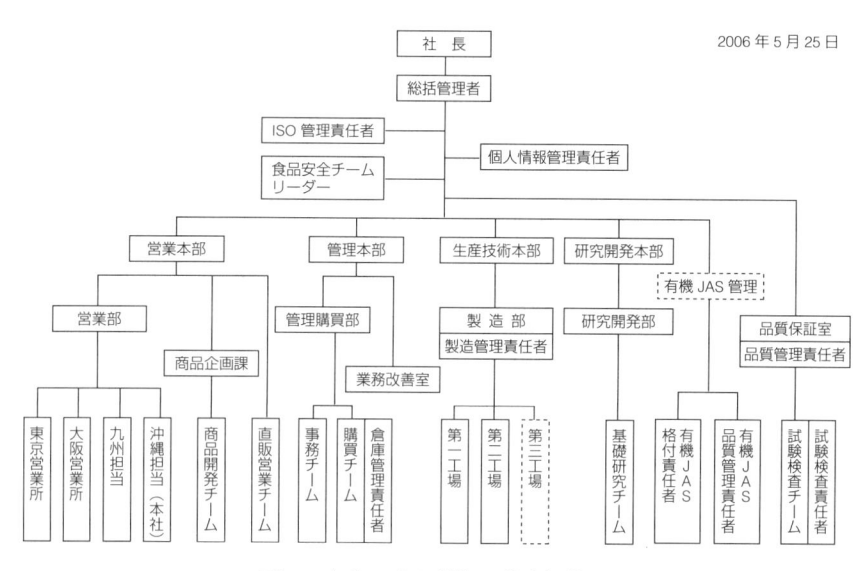

図1 金秀バイオ(株) 業務組織図

2. HACCP, ISO 22000 導入・認証取得の目的

　当社では，"消費者保護"という食品製造・販売企業としての社会的責任を全うするために，国際的に有効性が認められている HACCP の導入に取り組んだ．"国際的に認められている"ということは，消費者や取引先など"誰に説明しても理解してもらえる，納得してもらえる"ということである．一方で，PL（製造物責任）対策の有力な手段"自分自身を守るため"という目的もあった．また，安定取引・取引拡大のための戦術・販売手段として，そして自工場の衛生管理のレベルアップを図るためなど，総合的な観点から HACCP は有効なツール（システム）であると判断し，ISO 9001-HACCP の導入を決定し，2003 年 11 月に認証を取得した．

　ISO 9001-HACCP 認証取得後，2005 年 9 月に ISO 22000 が発行された．規格の内容が ISO 9001-HACCP と大きく変わるところがなく，HACCP のシステムが ISO 規格になったことによって，今後ますます ISO 22000 による衛

生管理が広がっていき，外国との取引にも有利であると考え，ISO 9001-HACCP の構築を支援していただいた HACCP・AJVC の指導のもと，システムの構築並びに運用を開始し，2006年1月に認証を取得した．

3. 認証取得のステップ

3.1 FSMS 導入以前の活動（導入までの活動）

当社は，2000年に会社運営の有効的なシステムとして ISO 9001 の導入を決定した．初めに ISO ワーキンググループを招集し，構築作業を開始，当初は ISO 9001:1994 でシステムの構築をスタートしたが，ISO 9001:2000 が発行されたのを機に，マニュアルの修正を行い，キックオフから約1年半をかけ，2000年版で認証を取得した［認証機関：（財）日本科学技術連盟］．

ISO 9001 の構築作業は，何もない状態からのスタートだったので，手順の文書化や今までになかった業務の導入（特に記録への記入作業）など，苦労する点は多かったが，システムを構築は順調に進められた．

ISO 9001 を導入し，手順が文書化され，PDCA の管理サイクルが定着し，この仕組みは特に方針管理に生かされた．

HACCP システム導入以前は，製品の安全性確認を各工程の微生物検査（一般生菌数と大腸菌群）に頼っており，危害分析も十分でなかった．従業員や機械，作業場の衛生管理は行っていたが，目的や清潔度などの基準があいまいで，管理が行き届いているとはいえなかった．

前記した総合的な観点から工場の衛生管理のレベルアップを図る目的で HACCP システムの導入を検討していたところ，当時の社長（山里秀夫）が東京ビッグサイトで HACCP・AJVC が行ったセミナーを受講し，その講師の井上裕隆常務理事へ HACCP システムの構築について協力を依頼，後日，本社工場の施設・設備や作業環境及び従業員の作業状態など，現状から大きな経営資源の投資が必要ないかなどを視察していただき，HACCP システム構築作業を開始した．

3.2 FSMS の社内体制の構築の着手〜取得
3.2.1 ISO 9001-HACCP 認証取得に向けて

2003 年 3 月から ISO 9001-HACCP の構築作業を開始した．まず，システムを構築するに当たり，ワーキングチームを組織し，コンサルタントの選定を行った．コンサルタントは，前年にセミナーを受講して面識のあった HACCP・AJVC へ依頼した．

当社がコンサルタントの選定で重視したことは，

① 実践的なシステムの構築
② ISO 9001 で作成した規定や要領のスリム化
③ 短期間でのシステム構築及び認証の取得

である．

ISO 9001 の認証を取得していた当社では，HACCP システムを ISO 9001 のシステムにどのように組み込むかが課題だった．

まず，現在製造しているすべての製品（120 種類）の"製品標準書"を作成した．原料や中間製品，最終製品の検査基準は設けていたが，レシピ，製品についての説明などがばらばらに管理されており，それを"製品標準書"にまとめる作業はかなり膨大な作業だった．"製品標準書"の内容は ISO 9001-HACCP 要求事項の 7.11 "製品記述書"の内容を網羅している（ISO 22000 では 7.3.3.2 最終製品の特性及び 7.3.4 意図した用途）．

次に，"製造管理基準書"を作成した．もともとあった QC 工程表に工程管理のポイントや異常時の対応手順，記録類を追記した．

ISO 9001-HACCP の構築作業で最も時間を要したものが"フローダイアグラム"の作成だった．これまでは QC 工程表による工程ごとの管理であったので，原料の受入から製品が出荷，配送，納品されるまでの流れをすべて記入することに苦労した．当社は，粉末など中間製品の企業向け販売も行っており，そのような工程もすべて表現できるようにした．また，作業場所や所要時間なども確認できるようになっている．現在，①打錠群，②打錠群-2，③顆粒・カプセル・粉末，④顆粒群-2，⑤顆粒群―アウトソース，⑥カプセル群―アウ

トソース，⑦お茶：ティーバッグ群，⑧お茶：バラ，⑨お茶：ティーバッグ・バラ群—アウトソース，⑩菌糸体抽出・濃縮群，⑪薬草・アガリクス茸抽出・濃縮群，⑫アガリクス茸・ウコン抽出・濃縮群，⑬発酵抽出・濃縮群，⑭薬草抽出群，の14種類のフローダイアグラムを活用している．

　フローダイアグラム作成後，危害分析を行った．これまでのQC工程表だけでは把握できなかった原料の受入から製品の納品まで一連の流れを確認することができ，現場とフローダイアグラムを照らし合わせながら，危害の抽出及び防除方法を検討した．危害分析では，"ハザード分析ワークシート"を用い，病原微生物による汚染，硬質・軟質異物の混入，アレルゲンや有害化学物質からの汚染について確認し，重要管理点の絞り込みを行った．

　危害分析の結果，CCPを16か所決定した．CCPの設定では，例えば殺菌を目的とした場合，対象とする物が設定した温度まで実際に到達しているかなど，根拠となるデータや資料を収集することに苦労した．

　また，構築作業に合わせて，外部講師を招き，パートを含めた全社員を対象とした衛生教育を実施した．

　その結果，HACCPシステムの構築から約6か月でISO 9001-HACCPの認証を取得することができた．

3.2.2 ISO 22000の認証取得に向けて

　ISO 9001-HACCPの認証を取得し，約3年後，ISO 22000が発行された．

　ISO 22000の規格が当社の構築したISO 9001-HACCPと基本的な要求事項は大きく変わらない（外部とのコミュニケーションや緊急時の手順は必要な範囲内で実施していた）と判断し，ISO 22000の導入を決定した．コンサルタントは再度HACCP・AJVCへ依頼し構築作業を行った．

　大きくシステムを変更した点はないが，一般衛生管理（PP）とISO 22000の要求事項である前提条件プログラム（PRP）との整合性をはかった．また，ハザード分析の再評価を行い，PRPの中から新たにオペレーションPRPを決定し，システムを移行した．当社ではオペレーションPRPを2種類設定した．一つは"殺菌後の製品の衛生的な取扱い"，二つ目は"殺菌後に使用する機器

の洗浄"である．製品化した物に対し，ヒトや機器からの2次汚染をオペレーションPRPとして設定した．

また，フローダイアグラムの見直しを行った．修正や手直し工程があるものを追記，外注先（アウトソース）での工程を再度確認しフローダイアグラムへ組み込んだ．外注先の工程の確認は，各企業に事情を説明し，工程図，管理項目を提出してもらった．各外注先の協力により，外注先の管理を確実にするための手段を明確にし，管理する体制が構築できた．

その結果，ISO 22000の発行から約4か月で認証を取得することができた．

3.3 FSMS導入後の活動

当社では，オペレーションPRPの管理，HACCPシステムの運用が適切に行われているかどうかを，社長を筆頭に部門長を中心としたメンバーで定期的（3～4か月おき）に"安全衛生パトロール"と称してチェックを実施している．現場の作業状況を"素人（現場外の人）"が見ることにも意味はある．現場を熟知している人にとっては"当たり前"と思っているようなことが，全くの"現場外の眼"で見ると"これは本当に問題ないのか？"と疑問に思うこともあるからだ．現場を知らない人の方がかえって気が付くこともある．そこで，現場担当者以外の人（営業部の部門長等）も一緒になってパトロールを行っている．

パトロール中に問題点が指摘された場合には，現場をデジタルカメラで撮影し，できるだけ速やかに（遅くとも翌日までには）各部署で協議を行い，"いつまでに，どのような改善を行うか？"を決定する．指摘箇所は次のパトロール時に"正しく改善が行われているか？""どのような改善効果が得られているか？"等を点検する．このように，一般衛生管理のPDCAサイクルが活発に回るような仕組みづくりを行っている．

当社では，各セクションのリーダーに"あなたの持ち場は，あなたの責任ですべてを管理すること"と周知徹底している．そこでは役職は一切関係ない．リーダーを務める人が"品質管理や安全性確保から，従業員・パートの衛生教

育まで"のすべてに責任を持って管理している（もちろん，現場の状況はすべて食品安全チームに報告される）．なぜこのようなスタイルにしたのか——"安全な製品"の提供は，末端従業員も含めた全員で取り組まなければ実現できないと考えたからだ．ISO 9001-HACCPに取り組んでいたときよりも，ISO 22000の取得後が，より現場と密接にコミュニケーションを取るようになり，現場に入って担当者と直接話し合う機会が増えた．

　現場にはさまざまなマニュアルが規定されている．本当に決められたとおりの作業手順が現場作業者によって守られているかどうかは，安全な食品を製造するポイントの一つである．内部監査や安全衛生パトロール等の定期的な点検も重要なポイントである．また，"マニュアルを作成する段階から，現場の意見を反映しておくこと"も重視している．マニュアル作成に着手する前に，現場で実際にどのような作業が行われているかを十分に確認した上で，"どうすれば，現在行われている作業を，ISO 22000の要求事項の中に組み込めるか"と考えていった．現場の声を反映したマニュアルにしなければ，なかなか作業を現場に落とし込めない．現場の人がきちんと作業できる手順書，現場の人が責任をもって記入できるチェック表を作成しなければならない．

　マニュアル作成時に現場とのコミュニケーションを重視したことが結果に結びついたと思う．

3.4　審査の経過

当社のISO 22000認証取得までの経緯は，以下のとおりである．

2002年　3月25日　ISO 9001:2000 認証取得［(財)日本科学技術連盟］
2003年　3月　　　ISO 9001-HACCP 構築作業開始
　　　　8月29日　予備審査
　　　　9月24日　本審査ファーストステージ（書類審査）
　　　　10月29～30日　本審査セカンドステージ（現場確認）
　　　　11月14日　ISO 9001-HACCP認証取得及びISO 9001認証登録

		機関変更［(財)日本品質保証機構］
2005 年	4 月	ISO 22000 構築準備開始
	8 月	ISO 22000 (DIS) 運用開始
	9 月15 日	ISO 22000:2005 発行
	10 月25 日	事前調査
	11 月15～16 日	本審査ファーストステージ（書類審査）
	12 月13～15 日	本審査セカンドステージ（現場確認）
		（ISO 9001 及び ISO 9001-HACCP の更新審査）
2006 年	1 月13 日	ISO 22000:2005 認証取得［(財)日本品質保証機構］

(1) 事前調査

まず，(財)日本品質保証機構（JQA）へ ISO 22000 の審査依頼を行った（審査申込書・調査票提出）．後日，審査依頼の受理と事前調査の件について連絡があった．

事前調査では，①食品安全マニュアル，②部署と ISO 要求項目を対比させたマトリックス表，③組織図，④ HACCP 関連文書（フローダイアグラムなど）を調査の約 1 か月前に送付した．

事前調査は，①審査申込書や調査票の内容確認，②登録範囲の確認，③食品安全マニュアル及び下位文書の作成確認，④各要求事項の構築状況の確認，⑤登録審査の工数決定，を審査員 1 名で 9:00～17:00 まで（1 MD）行った．当社側は，ISO 事務局（品質保証室）が対応した．

(2) 本審査ファーストステージ

事前調査から約 1 か月後，登録審査のファーストステージが行われた．内容は，①トップマネジメントへのインタビュー，②食品安全チームリーダーへのインタビュー，③各製品群についての HACCP 構築状況の確認，を 2 日間かけ，1 名の審査員（2 MD）で行われた．ファーストステージは文書の構築状況の確認がメインだった．当社側は，トップマネジメント（社長），食品安全チームリーダー，ISO 事務局で対応した．

ファーストステージでの改善指摘事項（カテゴリーB）は1件，改善の機会（注意事項）6件の指摘を受けた．

改善指摘事項が1件あったので，是正計画を作成し審査員に提出した．その内容が受理され，セカンドステージへ移った．

(3) 本審査セカンドステージ

ファーストステージから約1か月後，登録審査のセカンドステージが行われた．内容はファーストステージで確認した文書類と現場での運用状況を確認し，決められた手順が作業現場で守られているかの確認が行われた．当社の場合，ISO 9001とISO 9001-HACCPの更新審査もあわせて行ったため，審査は3名の審査員で3日間（9 MD）であった．当社では社長以下，全部門で対応した．特に製造部では，各工程の担当者（従業員やパート）が対応した．

セカンドステージでの改善指摘事項（カテゴリーB）の件数は5件，改善の機会（注意事項）は8件であった．

改善指摘事項5件に関する是正処置計画を作成し，審査員に受理され，ISO 22000登録証発行の推薦をしていただき，2006年1月13日に判定会議で受理され，ISO 22000の認証を受けることができた．

4. FSMS認証による効果と反省点

ISO 22000を構築する過程を振り返ると，社員やパートへの衛生教育，ISO 9001-HACCPにISO 22000を取り入れるための書類の改訂作業，それらに伴う関連部門との連携などに苦労した．その中で最も苦労したのは，ISO 22000で新しく取り入れられたオペレーションPRP（OPRP）の考え方を理解し，具体的に設定することだった．しかし，オペレーションPRPについて理解しようと努力する中で"一般衛生管理がしっかりと構築されていなければ，安全で衛生的な製品は製造できない"ということを再認識できた点は苦労した甲斐があった．

また，ISO 22000の食品安全チームリーダー（製造部：山里昌永）は，

"HACCP システム及び ISO 22000 を構築し，運用してきたことで，①社員やパートに責任感が出てきた，②フローダイアグラムに工程をまとめることで管理するポイントが明確になった，③製造履歴を確認しやすくなった，④製品に対する安心感が増した，⑤営業のセールスポイントとして利用できるようになったなど，いくつかのメリットが得られた"と，FSMS 導入のメリットを挙げた．

現場で見られた具体的な事例を挙げると，①では，責任を全うするために自分自身の意見をきちんと表現できるようになってきた．例えば，既存の工程チェックシートについて"このように改訂すれば，もっと現場が使いやすくなる"等の現場からの提案が提出された．②では，管理のポイントが明確になったことで，担当者が"自分がどの作業の責任を負わなければならないか？"を正確に理解できるようになり，さらに個々の責任感が強まることにつながった．

今後，新規の取引先や外国の企業と取引を行う際，当社の衛生管理レベルの指標として，ISO 22000 の認証をアピールできることは大きなビジネスチャンスにつながると思う．

現在，当社では ISO 22000 システムの維持に取り組んでいるが，いくつかの問題点もある．第一は，当社では極力規定類を少なくし，マニュアルの中に細かく手順を載せている．そのため，手順変更時にはマニュアルを改訂しなければならない．第二に，各担当者の個人名を記入した手順書等の文書を作成し，運用している．そのため，部署異動や配置換えに伴い，その都度，文書を改訂しなければならない．しかし，改訂作業には苦労するが，手順書に個人名を明記しておくことで，現場の担当者にとって，わかりやすい，使いやすい手順書となっている．

ISO 22000 の構築・運用・維持管理の各段階で，それぞれ苦労はある．しかし，ISO 22000 を取得したことで，安全な製品を確実に提供するための基盤を築くことはできた．

5. FSMS マニュアル，規定，手順書の概要と解説

当社では"品質・食品安全マニュアル"，"職務分掌規程"，"食品安全管理規定"，"有機 JAS 管理規定"，"監視機器及び測定機器の管理要領"などを運用・管理しているが，ここでは ISO 22000 で運用している内容について記載する．

5.1 FSMS マニュアル

当社では"品質・食品安全マニュアル"と表現している．マニュアルの目的，適用範囲，引用規格のほか，ISO 22000 の要求事項"第 4 章"と"第 5 章"を規定した内容から抜粋し紹介する．

5.1.1 FSMS マニュアルの目的

当社で製造するきのこ類，薬草類，海藻類を主とする健康食品，薬草茶，調味料で顧客に引き渡してから消費までの品質保証（相互に合意した顧客要求事項及び適用される法令及び規制要求事項を満たした，安心で安全な製品を一貫して提供する能力を実証する）と，顧客満足の向上を目指すための品質及び食品安全マネジメントシステム（ISO 9001:2000-HACCP 及び ISO 22000:2005 と有機 JAS 管理，健康補助食品 GMP・自主基準などを含むシステム）を定め文書化したものである．

5.1.2 適用範囲（ISO 22000）

(1) 品質・食品安全マニュアル本文

きのこ類（アガリクス，しいたけ，レイシ，メシマコブ，マイタケ），薬草類，海藻類を主とする健康食品（錠剤，顆粒，粉末，カプセル，エキス，レトルト製品），薬草茶（ティーバッグ，バラ）の研究，開発，製造並びに配送．

(2) 補　足

当社の ISO 22000 の適用範囲は，上記に示す内容である．自社で製造している製品が含まれている．

5.1.3 引用規格

(1) 品質・食品安全マニュアル本文

① ISO 9000:2000 (JIS Q 9000:2000)

② ISO 9001:2000 (JIS Q 9001:2000)

③ ISO 22000:2005（第1版 2005年9月1日）

④ 食品安全国際規格　食品衛生基本テキスト　第3版

⑤ JAS法（日本農林規格）

・有機農産物及び有機農産物加工食品の生産工程についての検査方法
（平成12年6月9日農林水産省告示第830号）

・飲料品及び油脂についての格付けの表示の様式及び表示方法
（平成12年6月9日農林水産省告示第823号）

⑥ 健康補助食品GMP・自主基準［(財)日本健康・栄養食品協会］
健康補助食品製造所の構造設備基準・自主基準

(2) 補　足

現在のFSMSマニュアルは，ISO 9001の要求事項に沿ってISO 22000, 有機JASを取り入れて作成し，健康補助食品GMP・自主基準も参考にしている．

5.1.4 食品安全マネジメントシステム―概要―(ISO 22000 要求事項 4.1)

(1) 品質・食品安全マニュアル本文

当社は，引用規格の要求事項，CodexのHACCPガイドライン及び衛生管理一般原則に従って効果的な品質，食品安全マネジメントシステムを確立し，文書化し，実施し，かつ，維持する．必要な場合にそれを更新して有効性を継続的に改善する．

そのために，社長は品質・食品安全マニュアルを発行し，以下のプロセスを"引用規格"の要求事項に従って運営管理する．

(a) 品質及び食品安全マネジメントシステムに必要となるプロセスと製品及び組織への適用は，"適用範囲（本文中5.1.2参照)"，"品質・食品安全マネジメントシステム組織図（図1参照)"，"プロセスマップ（図2参照)"

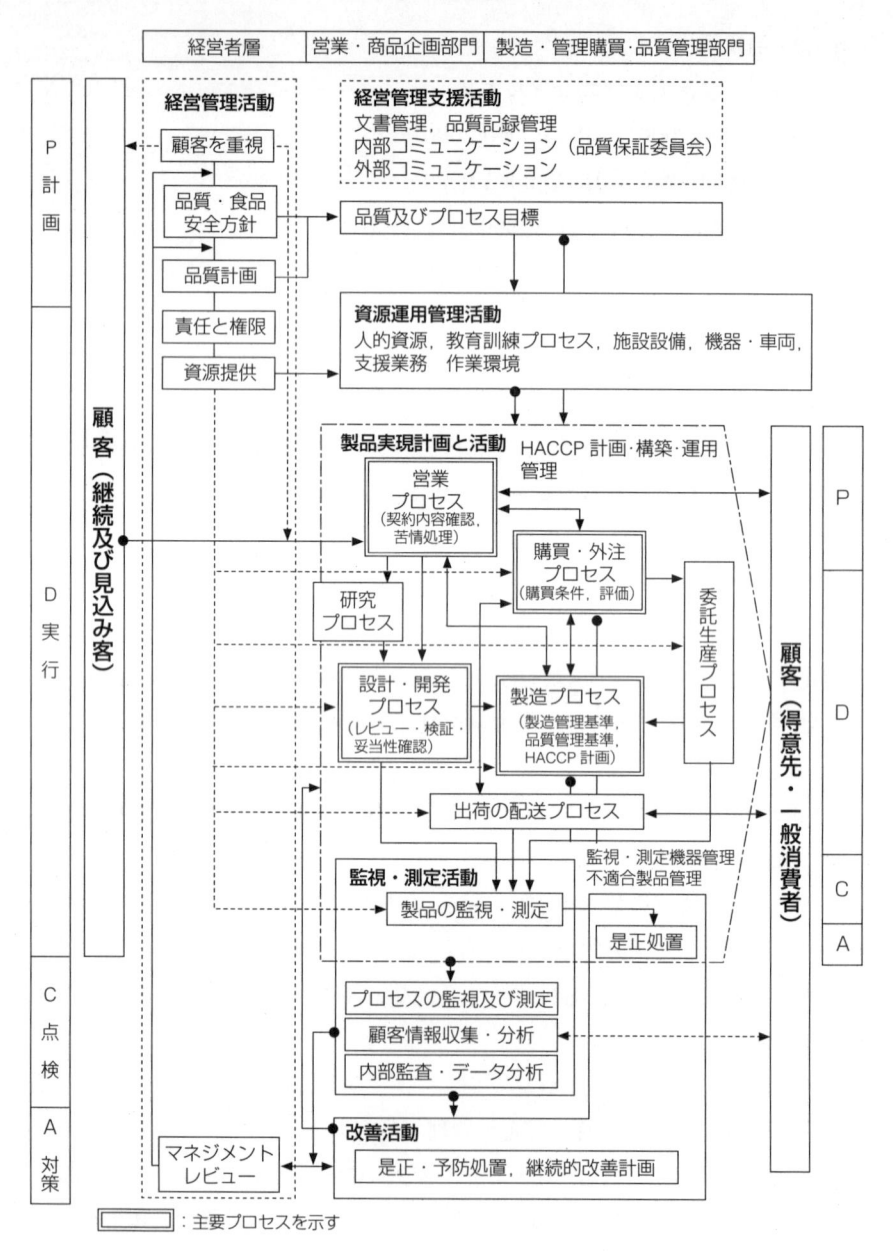

図2 プロセスマップ

及び"品質・食品安全マネジメントシステム体系図（図3参照）"に示す．

(b) 上記の各プロセスでは，プロセスの順序及び相互関係や規格要求項目と部門の関与は，本品質・食品安全マニュアルに規定する"プロセスマップ"，"マトリクス表（表6参照）"，"安心で安全な製品の実現体系図"に示す．また，HACCP計画は"食品安全管理規定"に基づき，"適用範囲"に規定する製品に関して発生することが当然予測される管理すべき食品安全ハザードとCCP及びその管理手段を明確にして，直接的又は間接的に消費者に危害をもたらさないよう主要プロセスの中で管理する．

(c) プロセスの運用管理活動が適切に実施され，成果と有効性を評価する判断基準及び測定・監視方法を"プロセスの監視及び測定並びに個々の検証結果の評価"に定める．なお，食品の安全性（HACCP）に関する要件も含める．

(d) これらのプロセスの運用及び監視するため，必要な資源（要員や設備）及び情報（生産・製造実績，販売シェア，製品の品質及び食品安全に影響を与える活動など）を用意し，利用できるように手順を本品質・食品安全マニュアルとサポート文書に定め，実行する．また，フードチェーン全体["フードチェーン相関図（図4参照）"に示す]に食品安全に関する適切な情報を伝達でき，周知されるようにする．

(e) これらのプロセスを"監視及び測定並びに食品安全マネジメントシステムの検証"と"データの分析"に手順を定め定期的に検証して評価する．また，統計的手法等を適切に導入し，社内全体を通じて伝達して周知する．

(f) これらのプロセスについて，計画どおりの結果が得られるように，問題があれば解決し，より良い結果が出るようシステムに反映させる，及び管理すべき食品安全ハザードに関する最新情報を組み込むことができるように"継続的改善"に基づき管理し，必要に応じて更新する．

当社の最終製品の適合に影響を与えるかもしれないプロセスをアウトソーシ

144　事例編

プロセス名	顧客	社長	ISO管理責任者	食品安全TL	営業本部		管理本部		製造部	研究開発部	品質保証室	外部委託	仕入先外注先	フィードバック	文書類	
					営業部	商品企画課	直販チーム	管理購買部	業務改善室						文書	記録
HACCPチーム		QMSFSMS確立宣言		◎						リーダー	○	○			・品質・食品安全マニュアル	
品質マネジメントシステム	ニーズ	経営理念	品質・食品安全マニュアル QMS体系図												記録管理台帳 管理文書台帳 配付文書管理台帳	
計画 (P)			品質・食品安全方針		品質管理・HACCP計画実施結果など品質記録の管理										品質・食品安全方針	
					品質マネジメントシステム・外部・内部文書の管理											
					経営会議（年度経営方針説明）											
		品質目標			各部門品質目標及びプロセス目標										部門長方針・実施計画書 方針管理フォローアップシート ・食品衛生法 ・食品安全管理規定 ・一般衛生管理規定	
			品質管理計画		HACCPプラン、O-PRP											
		責任と権限			組織図・業務分掌										職務分掌 組織図 食品安全チーム名簿	
		管理責任者任命 食品安全TL任命														

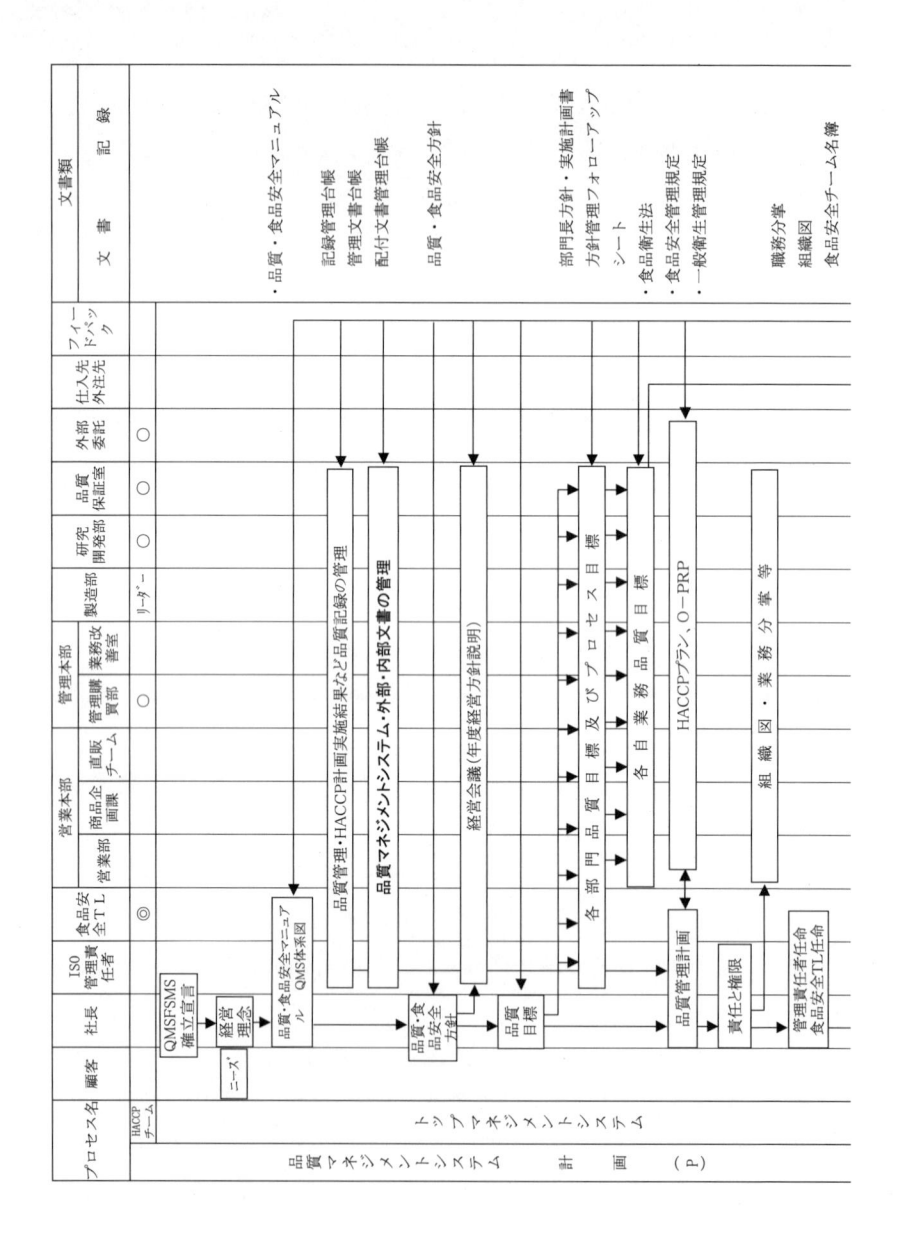

金秀バイオ株式会社　145

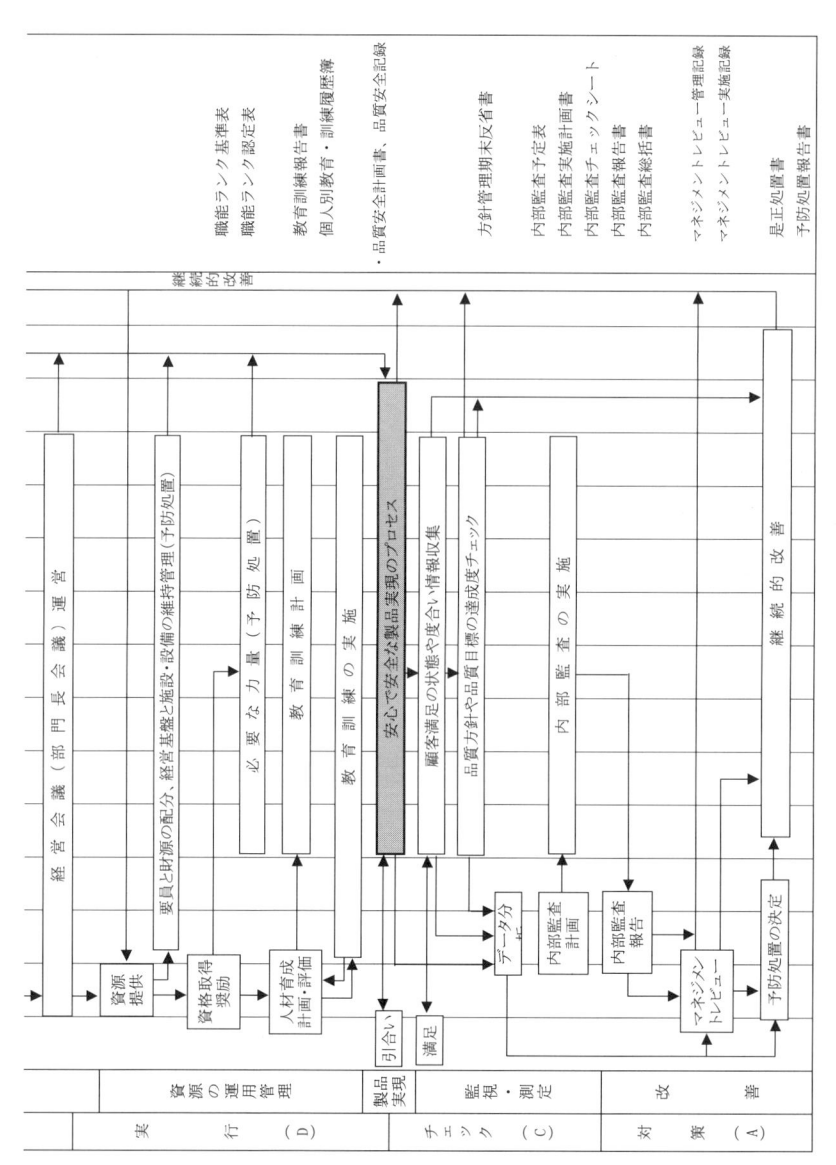

図3 品質・食品安全マネジメントシステム体系図

表6 マトリクス表

◎…主管部門（仕組みをつくる中心部門）　○…関連部門・部署

ISO 22000:2005 要求事項	ISO 9001 規格	代表取締役社長	ISO管理責任者	食品安全チームリーダー	製造部	営業部 県内・県外・直販	営業部 商品企画課	研究開発部	管理購買部	品質保証室	業務改善室	食品安全チーム
4. 食品安全マネジメントシステム 4.1　一般要求事項	4.1	◎	○	○	○	○	○	○	○	○	○	○
4.2　文書化に関する要求事項 4.2.1　一般	4.2.1	◎	○									
4.2.2　文書管理	4.2.3	○	○	◎								
4.2.3　記録の管理	4.2.4	○	○	◎								
5. 経営者の責任 5.1　経営者のコミットメント	5.1	◎										
5.2　食品安全方針	5.3・5.4	◎	○									
5.3　食品安全マネジメントシステムの計画	5.4.2	◎	○									
5.4　責任と権限	5.5.1	◎	○									
5.5　食品安全チームリーダー	5.5.2	◎	○									
5.6　コミュニケーション 5.6.1　外部コミュニケーション	5.5.3.1		○		◎	○	○		◎			
5.6.2　内部コミュニケーション	5.5.3.2											
5.7　緊急事態に対する備え及び対応	5.2.1											
5.8　マネジメントレビュー 5.8.1　一般	5.6.1	◎	○									
5.8.2　レビューのインプット	5.6.2			◎								
5.8.3　レビューからのアウトプット	5.6.3	◎										
6. 資源の運用管理 6.1　資源の提供	6.1	◎			○	○	○	○	○	○	○	○
6.2　人的資源 6.2.1　一般	6.2.1		○		○	○	○	○	○	○	○	◎
6.2.2　力量，認識及び教育・訓練	6.2.2				◎	○	○	○	○	○	○	◎
6.3　インフラストラクチャー	6.3				◎			○		○		○
6.4　作業環境	6.4				◎			◎		◎		○
7. 安全な製品の計画及び実現 7.1　一般	7.1			○	◎	○	○	◎	○	◎	○	
7.2　前提条件プログラム（PRP） 7.2.1　PRPの管理	6.3・6.4 7.5.1			◎					○			◎
7.2.2　PRPの条件	6.3・6.4 7.5.1				◎				○			◎

金秀バイオ株式会社

表 6 （続き）

◎…主管部門（仕組みをつくる中心部門）　○…関連部門・部署

ISO 22000:2005 要求事項	ISO 9001 規格	代表取締役社長	ISO管理責任者	食品安全チームリーダー	製造部	営業部 県内・県外・直販	営業部 商品企画課	研究開発部	管理購買部	品質保証室	業務改善室	食品安全チーム
7.2.3　PRPの確立	6.3・6.4 7.5.1				◎	◎		◎	◎			○
7.3　ハザード分析を可能にするための準備段階 7.3.1　一般	7.1 7.3									◎		○
7.3.2　食品安全チーム	7.3.1		○		◎							○
7.3.3　製品の特性 7.3.3.1　原料，材料及び製品に接触する材料	7.2.1 7.4.2				○		◎					○
7.3.3.2　最終製品の特性	7.2.1 7.3.3					○	◎					○
7.3.4　意図した用途	7.3.2 7.3.3					◎	○					○
7.3.5　フローダイアグラム，工程の段階及び管理手段 7.3.5.1　フローダイアグラム	7.3.3 7.5.1				◎							◎
7.3.5.2　工程の段階及び管理手段の記述	7.3.3 7.5.1				◎					○		◎
7.4　ハザード分析 7.4.1　一般	7.1 7.3.1			◎								◎
7.4.2　ハザードの明確化及び許容水準の決定 7.4.2.1　食品安全ハザードの明確化 基本条件	7.3.1			◎						○		◎
7.4.2.2　食品安全ハザードの明確化 付帯条件	7.3.1			○								◎
7.4.2.3　許容水準の決定	7.3.1			○					○			◎
7.4.3　ハザード評価	7.3.1			○								◎
7.4.4　管理手段の選択及び判定	7.3.1			○								◎
7.5　O-PRPの確立	7.1 7.3.2			○	○				○			◎
7.6　HACCPプランの作成 7.6.1　HACCPプラン	7.1・7.3.3 7.5.1	○		◎								○
7.6.2　重要管理点（CCP）の明確	7.3.3			○								◎
7.6.3　重要管理点の許容限界の決定	7.3.3			○								◎

表6（続き）

◎…主管部門（仕組みをつくる中心部門）　○…関連部門・部署

ISO 22000:2005 要求事項	ISO 9001 規格	代表取締役社長	ISO管理責任者	食品安全チームリーダー	製造部	営業部 県内・県外・直販	営業部 商品企画課	研究開発部	管理購買部	品質保証室	業務改善室	食品安全チーム
7.6.4　重要管理点のモニタリングのためのシステム	7.3.3 8.2.4			○	◎							◎
7.6.5　モニタリング結果が許容限界を逸脱した場合の処置	7.3.3			○	◎							◎
7.7　PRP及びHACCPプランを規定する事前情報並びに文書の更新	7.1 7.3.7			◎			○			◎		○
7.8　検証プラン	7.1 7.3.5			◎						◎		○
7.9　トレーサビリティシステム	7.5.3				◎				◎			
7.10　不適合の管理 7.10.1　修正	8.3 8.5.2			○	◎				◎			
7.10.2　是正処置	8.5.2				◎				○			
7.10.3　安全でない可能性がある製品の取扱い 7.10.3.1　一般	8.3				◎				◎	○		
7.10.3.2　リリースのための評価	8.2.4 8.3				◎					◎		
7.10.3.3　不適合製品の処理	8.3				◎					◎		
7.10.4　回収	7.2.3 8.3	◎			◎	○				◎		
8. FSMSの妥当性確認，検証及び改善 8.1　一般	8.1			◎								◎
8.2　管理手段の組合せの妥当性確認	7.5.2 8.3.6			◎							○	◎
8.3　モニタリング及び測定の管理	7.6									◎		
8.4　FSMSの検証 8.4.1　内部監査	8.2.2		○	◎								
8.4.2　個々の検証結果の評価	7.3.4 8.2.3			○				○				◎
8.4.3　検証活動の結果の分析	8.4.2			○				○				◎
8.5　改善 8.5.1　継続的改善	8.5.1	◎		○								
8.5.2　FSMSの更新	7.2 8.5.2			◎								◎

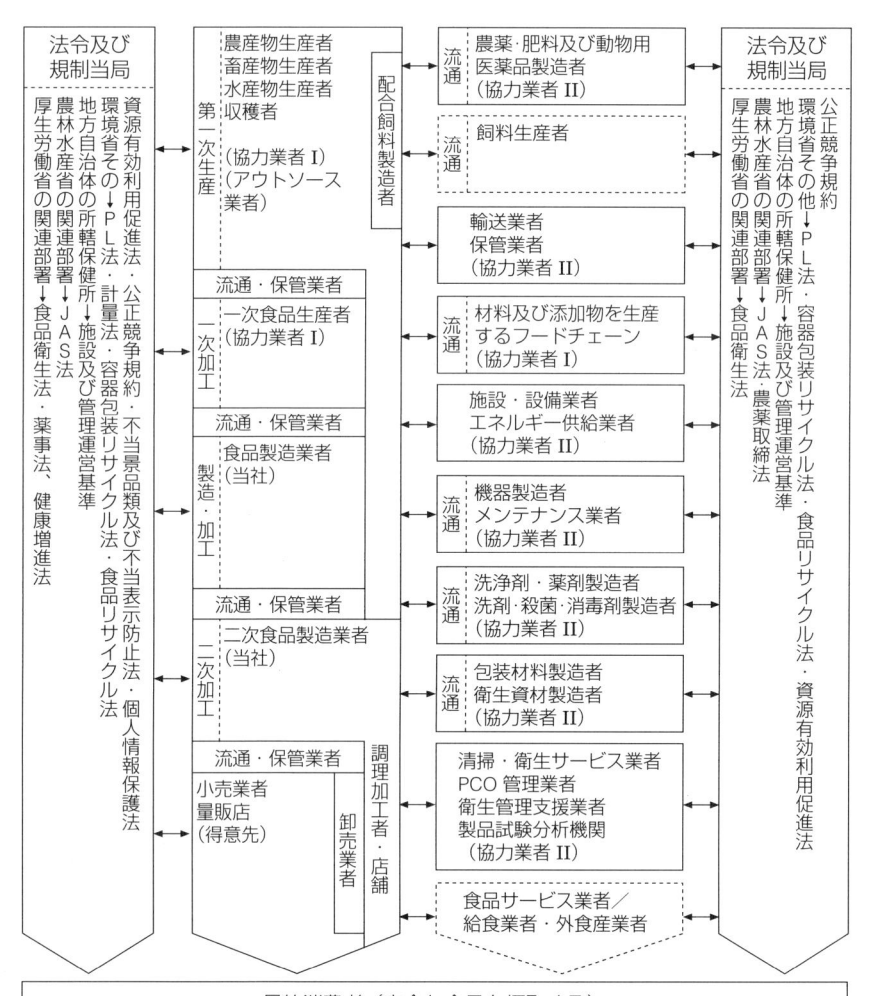

法令及び規制当局			法令及び規制当局
厚生労働省の関連部署 → 食品衛生法・薬事法・健康増進法 / 農林水産省の関連部署 → JAS法 / 地方自治体の所轄保健所 → 施設及び管理運営基準 / 環境省その他 → PL法・計量法・容器包装リサイクル法・食品リサイクル法 / 資源有効利用促進法・公正競争規約・不当景品類及び不当表示防止法・個人情報保護法	第一次生産: 農産物生産者／畜産物生産者／水産物生産者／収穫者（協力業者I）（アウトソース業者）← 配合飼料製造者 ← 流通 ← 農薬・肥料及び動物用医薬品製造者（協力業者II） / 流通 ← 飼料生産者 / 流通・保管業者 / 一次加工: 一次食品生産者（協力業者I）← 流通 ← 輸送業者／保管業者（協力業者II） / 流通・保管業者 / 製造・加工: 食品製造業者（当社）← 流通 ← 材料及び添加物を生産するフードチェーン（協力業者I） / 流通 ← 施設・設備業者／エネルギー供給業者（協力業者II） / 流通・保管業者 / 二次加工: 二次食品製造業者（当社）← 流通 ← 機器製造者／メンテナンス業者（協力業者II） / 流通 ← 洗浄剤・薬剤製造者／洗剤・殺菌・消毒剤製造者（協力業者II） / 流通 ← 包装材料製造者／衛生資材製造者（協力業者II） / 流通・保管業者 / 小売業者／量販店（得意先）← 調理加工者・店舗／卸売業者 ← 清掃・衛生サービス業者／PCO管理業者／衛生管理支援業者／製品試験分析機関（協力業者II） / 食品サービス業者／給食業者・外食産業者		厚生労働省の関連部署 → 食品衛生法 / 農林水産省の関連部署 → JAS法・農薬取締法 / 地方自治体の所轄保健所 → 施設及び管理運営基準 / 環境省その他 → PL法・容器包装リサイクル法・食品リサイクル法・資源有効利用促進法 / 公正競争規約

最終消費者（安全な食品を摂取する）
一般消費者，乳幼児及び年長幼児及び年少児童及び児童，高齢者，虚弱者，アレルギー反応者

最終消費者 ← 得意先 ← 当社 → 協力業者I → （協力業者III）→ 食品メーカー → 第一次生産者
（該当は実線囲い）　　　　　└→ 協力業者II → 製造メーカー（非食品）

図4 フードチェーン相関図

ング(外部委託)する場合は,本品質・食品安全マニュアルに明確にし,当社最終製品とそん色なきよう"外注先管理条件書"を作成し,過去の実績と経験をもとに外注の規模,形態に合わせて維持,管理する.現在,アウトソースしたプロセスは以下のとおりで,"購買管理"により当社の品質及び食品安全マネジメントシステムに準じて文書化し,管理する.

①ウコン等の粉末化・殺菌
②カプセルへの充填
③分包
④製品の配送

(2) 補 足

ISO 9001の要求事項に沿っているが,ISO 22000要求事項の第4章の内容である.図や表を利用して当社のフードチェーン内の位置づけや要求事項と各部門との関係や責任分担などを示している.

また,外注(アウトソース)を行っている工程を示している.外注先の管理は,当社でも苦労している点である.現在は"外注先管理条件書"を作成し,依頼する内容を明確にすることと,外注先の工程図や管理のポイントを確認し,当社が必要と判断した場合,管理記録などを提出してもらっている.

5.1.5 文書化に関する要求事項(ISO 22000の4.2)

(1) 品質・食品安全マニュアル本文

当社の品質及び食品安全マネジメントシステムにおいて使用する文書を品質及び食品安全マネジメントシステム文書(FSMS文書)と呼び,その概要は以下のとおりである.

(a) 文書化した品質及び食品安全基本文書(方針及び目的を文書化した声明)

　　社訓と行動指針及び経営目的並びに社長が定める品質・食品安全方針及び関連する目標の表明

(b) "引用規格"が要求する下記の"文書化した手順"は品質・食品安全マニュアル(本書)に規定する.

①文書管理　②記録の管理　③モニタリング結果が許容限界を逸脱した場合の処置　④修正　⑤是正処置　⑥回収　⑦内部監査
(c)　"引用規格"の要求文書及び当社が必要と判断した記録を含めた文書（効果的な構築，実施及び更新を実証する文書）

①職務分掌規定　②食品安全管理規定（製造衛生管理基準書）　③有機JAS管理規定　④監視機器及び測定機器の管理要領　⑤個人衛生管理手順書　⑥施設・設備衛生管理手順書　⑦衛生標準作業手順書（SSOP）　⑧異常時対応手順書　⑨品質安全計画書　⑩HACCP計画関連文書　⑪記入された様式集の文書（帳票を含む）　⑫本品質・食品安全マニュアルの要求事項に基づき作成された食品安全文書

(2)　補　足

ISO 22000の要求事項で文書化を要求している"文書化した手順"は，規定や要領を極力少なくし，マニュアルの中で記述するようにしている．

5.1.6　品質及び食品安全マネジメントシステムの計画（ISO 22000の5.3.1）

(1)　品質・食品安全マニュアル本文

①　品質及び食品安全マネジメントシステムの計画

社長は，統括管理者及び各責任者に"概要（本文中5.1.4参照）"に規定する食品安全に関する要求事項及び品質目標（年度経営計画を含む）を満たすため，マネジメント計画を以下のとおり策定し，社長が承認する．

具体的な手順は本品質・食品安全マニュアル及びサポート文書に定める．

(a)　食品安全を支持する目標を達成するため，"品質・食品安全マネジメントシステム計画／実施表"を作成して運用管理する．また，各プロセス目標を達成するために"方針・実施計画書"を担当責任者に作成させ，承認又は確認して実施させる．

"プロセスマップ"，"品質・食品安全マネジメントシステム体系図"に示すPDCAサイクルフローにより実行する．

(b)　社長は品質及び食品安全マネジメントシステムに対する変更が計画され，実施される場合は，以下のとおり，管理し，経営資源を割り当てる．

組織の変更，人事異動，及び引用規格の改訂が行われた場合には，品質及び食品安全マネジメントシステム文書の修正・改訂及び新規作成の要否，整合性確認を行い，周知する．

新製品の製造及び加工，製造・加工場所の変更，設備の導入・変更，新技術の導入，製造関連手順の変更が行われる場合には，それらの評価と適切性，製品の要求事項への適合性（検証）を品質保証委員会で確認する．また，顧客への影響に十分配慮して品質及び食品安全を維持する．

② 品質目標の設定

・方針の設定，展開（図5参照）

(a) 社長は，金秀本社へ提出する"経営計画"を毎年3月末までに設定する．その中に，社会情勢及び，前年度の目標の達成状況を踏まえ，"品質・食品安全方針"に整合した"年度方針"を示す．

(b) "年度方針"には基本方針，重点実施事項を明確にする．

(c) 社長は各部門長に"年度方針"の内容を説明する．各部門長は，それに基づき部門年度方針を設定し，"部門長方針・実施計画書"により展開する．なお，各部門の管理項目，品質目標は定量的に評価される内容とする．

(d) 社長は4月の年度初めに全社員に"年度方針"を説明して品質方針，経営管理項目，品質目標の過年度の達成状況，新年度の計画について全社員に周知する．

(e) 各部門長は部門内において"部門長方針・実施計画書"の説明を行い部門内の周知徹底を図るとともに，協力推進体制を確実にする．

(f) 品質目標は，品質・食品安全方針及び継続的改善に対して矛盾がないように設定する．また，食品の安全性に関する指標を含める．

・方針管理のフォロー

(a) 社長は各部門の方針の実施状況については部門長会議で説明を求め点検指示を行う．

(b) 各部門長は管理項目，品質目標の毎月の進捗状況を管理する．

金秀バイオ株式会社

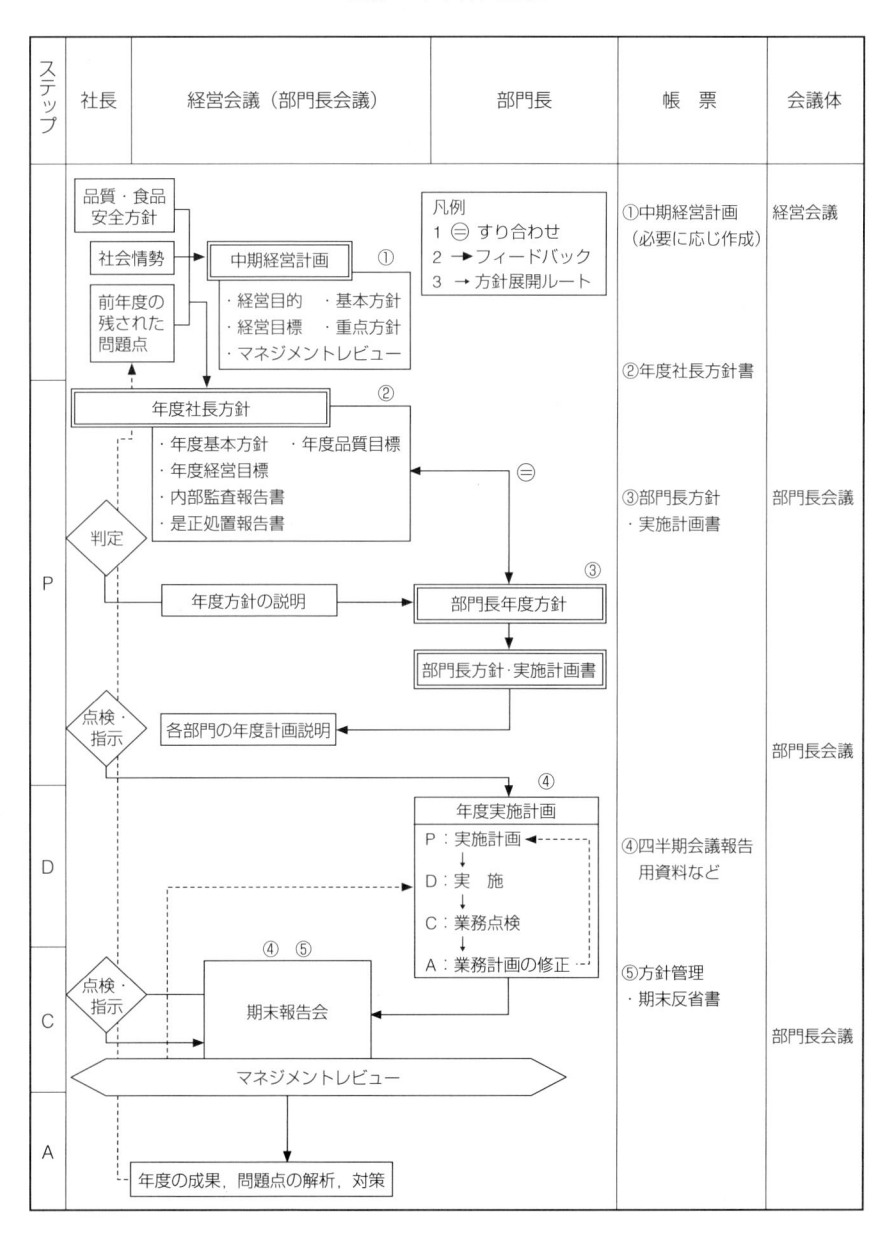

ステップ	社長	経営会議（部門長会議）	部門長	帳票	会議体
P	品質・食品安全方針／社会情勢／前年度の残された問題点 → 中期経営計画 ① ・経営目的 ・基本方針 ・経営目標 ・重点方針 ・マネジメントレビュー ／ 年度社長方針 ② ・年度基本方針 ・年度品質目標 ・年度経営目標 ・内部監査報告書 ・是正処置報告書 ／ 判定 → 年度方針の説明 → 点検・指示 → 各部門の年度計画説明	凡例 1 ⊜ すり合わせ 2 → フィードバック 3 → 方針展開ルート ／ 部門長年度方針 ③ ／ 部門長方針・実施計画書	①中期経営計画（必要に応じ作成） ②年度社長方針書 ③部門長方針・実施計画書	経営会議 部門長会議 部門長会議
D	点検・指示		年度実施計画 ④ P：実施計画 D：実 施 C：業務点検 A：業務計画の修正	④四半期会議報告用資料など	
C	点検・指示	④ ⑤ 期末報告会 ／ マネジメントレビュー		⑤方針管理・期末反省書	部門長会議
A		年度の成果，問題点の解析，対策			

図5 方針管理展開図

(c) 各部門長は，四半期ごとに"四半期会議"資料に目標の達成状況をまとめる．また，3月末に"方針管理・期末反省書"を作成し，品質保証室に提出する．ISO管理責任者は"方針管理・期末反省書"をまとめ，社長へ報告する．

社長は"方針管理総括書"を作成する

(d) 社長は各部門の品質目標達成状況を確認し，年度の結果，問題点の要因の解析と次年度の年度方針を検討する．

(2) 補 足

当社では，ISO 22000 要求事項 5.3 "食品安全マネジメントシステム"は方針管理の項目に含んでいる．ISO 22000 では各部門の方針管理の取組みについて特に規定はないが，全部門が食品安全に関する目標を持つように規定している．

また，品質保証委員会は毎月開催することが難しいため，社内発生不適合(製品の規格外れ)，社外発生不適合(クレームなど)，CCP，オペレーション PRP の逸脱状況を"品質管理月報"にまとめ，回覧のうえコメントを得るようにして運営している．

5.2 規定，基準書
(1) 規 定

"食品安全管理規定"は，前提条件プログラム(PRP)・食品安全計画(オペレーション PRP と HACCP プラン)の構築と運用に関する内容で，ISO 22000 の要求事項では第 7 章"安全な製品の計画及び表現"を規定している．

"監視機器及び測定機器の管理要領"は，監視機器や測定機器の校正の方法，頻度を規定している．また，異常が発見された場合の処置方法も規定している．

(2) 基準書

"製造衛生管理基準書"は，各施設・設備・機械を衛生的に保つための事項を規定している．内容は，①設備・施設・機械名，②衛生的に保つための作業

内容,③頻度,④担当者,⑤責任者,⑥確認方法,⑦マニュアル,⑧記録,が確認できるようになっている.

5.3 手順書,一般衛生管理,個人衛生管理,フローダイアグラムなど
(1) 手順書

手順書は,"衛生管理手順書","施設・機器衛生管理手順書","衛生標準作業手順書"を運用している.

"衛生管理手順書"は,食品汚染を防止するため,個人の衛生管理についての手順を示している.内容は①出退社マニュアル,②加工作業場入出マニュアル,③加工作業場退出マニュアル,④プラットホーム入退場マニュアル,⑤便所使用マニュアル,⑥手指の洗浄・消毒マニュアル,⑦加工作業用の靴洗浄マニュアル,⑧人毛混入防止マニュアル,を記載している.

"施設・機器衛生管理手順書"は各工程で使用する機器・設備の洗浄,殺菌手順を示している.内容は,①作業手順のフロー,②作業の主なポイント,③措置・対策,④使用する計測機器,⑤工具・用具,⑥安全衛生用具,を記入している.

"衛生標準作業手順書"は,製品群ごとの製造及び製品の取扱作業手順を示しており,内容は①作業手順のフロー,②作業の主なポイント,③措置・対策,④使用する計測機器,⑤工具・用具,⑥安全衛生用具(粉じん用マスクやゴム手袋など)を記入している.また,フローダイアグラムの工程管理番号と連動するようにしている.

(2) 一般衛生と個人衛生管理

一般衛生管理(PPあるいはPRP)は,大別すると①施設設備の衛生管理,②従業者の衛生教育,③施設設備機械器具の保守点検,④そ族昆虫の防除,⑤使用水の衛生管理,⑥排水及び廃棄物の衛生管理,⑦従事者の衛生管理,⑧食品等の衛生的な取扱い,⑨製品の回収方法,⑩製品等の試験検査に用いる機械器具の保守点検,となる.当社では,"オペレーションPRP-1"として殺菌後の製品の衛生的な取扱い(従業員の衛生管理),"オペレーションPRP-2"と

して施設・設備・器具の衛生管理及び保守点検を設定している．PRPの重要性は，どの食品企業も理解していると思う．しかし，当社は健康食品を製造しているので，PRPには特に配慮する必要がある．特に完全な殺菌処理を施せない製品では，PRPは極めて重要な要素となる．その中でも最も重要なのが"従業員"と"施設設備"の衛生管理である．しかし，この2点はCCPにはできない．そこでオペレーションPRPとして管理することにした．

"従業員の衛生管理"を行うため，チェック項目を設定しているが，その一つ，"個人の衛生管理点検"では，表7に示すような管理ポイントを"点検表"

表7 個人衛生管理の点検項目の例（入室時のチェック事項）

体　調	発熱，せき，かぜ，腹痛，げりなどの症状はないか
化膿創など	・激しい手荒れ，手指や顔面に化膿やすり傷，切り傷，火傷はないか ・手指の切り傷や化膿創は，手当てされて，使い捨て手袋などを使用しているか
服装・毛髪	・作業衣，帽子，マスク，アームカバー，エプロンは清潔なものを着用しているか ・更衣は，指定された場所で行っているか ・作業衣のボタンはしっかりと固定されているか ・毛髪が帽子から出ていないか
身だしなみ	・爪は短く切って，清潔にしているか ・爪にマニキュアをしていないか ・指輪や時計，イヤリング，ピアス，ブレスレット，ネックレスをつけていないか
履物	・作業場では指定された履物を着用しているか ・作業場の履物で作業場外を歩いていないか ・作業場専用履物は清潔にしているか ・トイレは専用の履物を使用しているか
手洗い	・始業前，トイレの使用後は必ず手洗いを行っているか ・必要なときに，必ず手洗いを行っているか
衛生的な習慣	・食品の近くで，咳やくしゃみをしていないか ・食品を取り扱っているときに，毛髪や顔面，身体の露出部に触れたり，かいたりしていないか ・食品を取り扱っているときに，喫煙や喫食をしていないか

に落とし込んで使っている．点検表は，作業場に入室する前の従業員が，自らの衛生状態について各自で判断し記入している．

(3) フローダイアグラム

当社は製品の種類が多いので（120種類），フローダイアグラムの作成には特に時間を要した．現在，14種類のフローダイアグラムを活用している［例として図6 (1) "打錠群"，図6 (2) "健康食品：アガリスク茸・ウコン抽出・濃縮群" のフローダイアグラムを示す］．

フローダイアグラムは作成事例が参考書に記載されていても，実際に自社に合った内容にするには現場担当者とのコミュニケーションが重要である．当社の場合，工程や手順が入り組んでいるため，複雑なフローダイアグラムになった．

(4) 工場レイアウト

工場レイアウト（図7参照）は，フローダイアグラムと合わせることで，"どのような工程を経るか" だけでなく，"副原料や資材も含め，モノがどのように動くか？"，"どの工程で，どのようなハザード（生物的，化学的，物理的）がかかわる可能性があるのか？"，"どの工程が，どの作業室で行われるのか？"，"その部屋はどの衛生区域なのか？（汚染区域，準清潔区域，清潔区域のゾーニングは図3参照）"，"各工程の作業は，どれくらいの時間で行うか（作業の所要時間）" といった，微細な内容までを網羅した構成となり，モノや人の動線が把握できるようになっている．

158　事例編

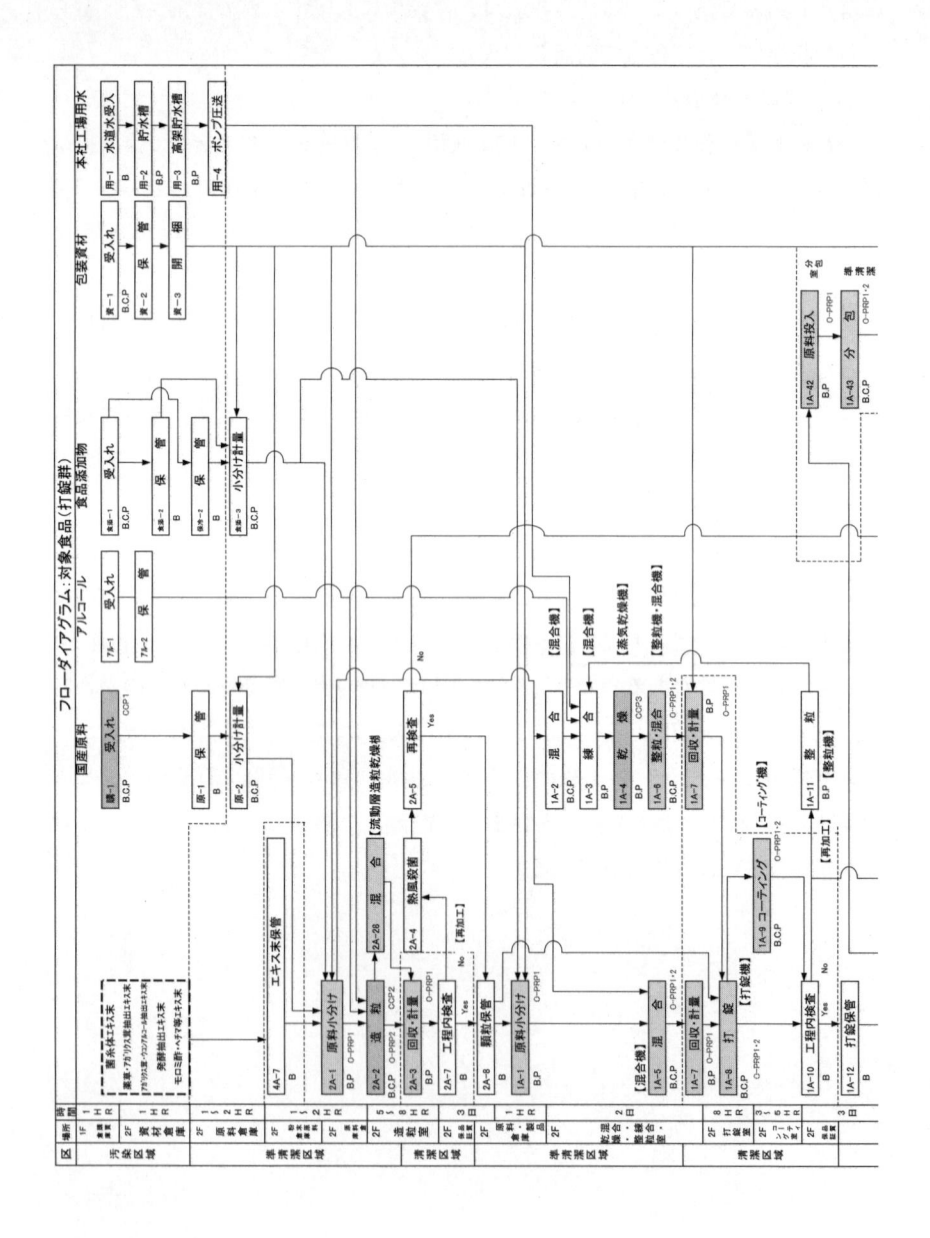

金秀バイオ株式会社

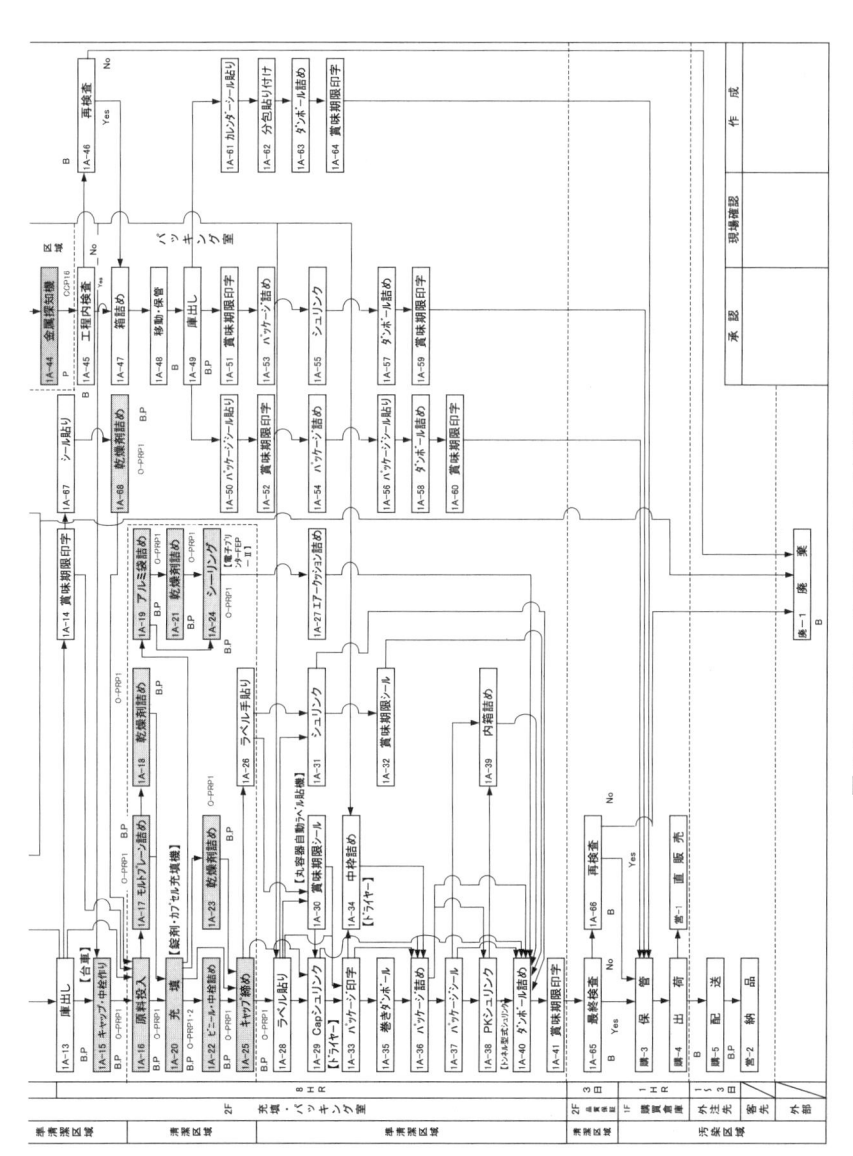

図6 (1) フローダイアグラム "打錠群"

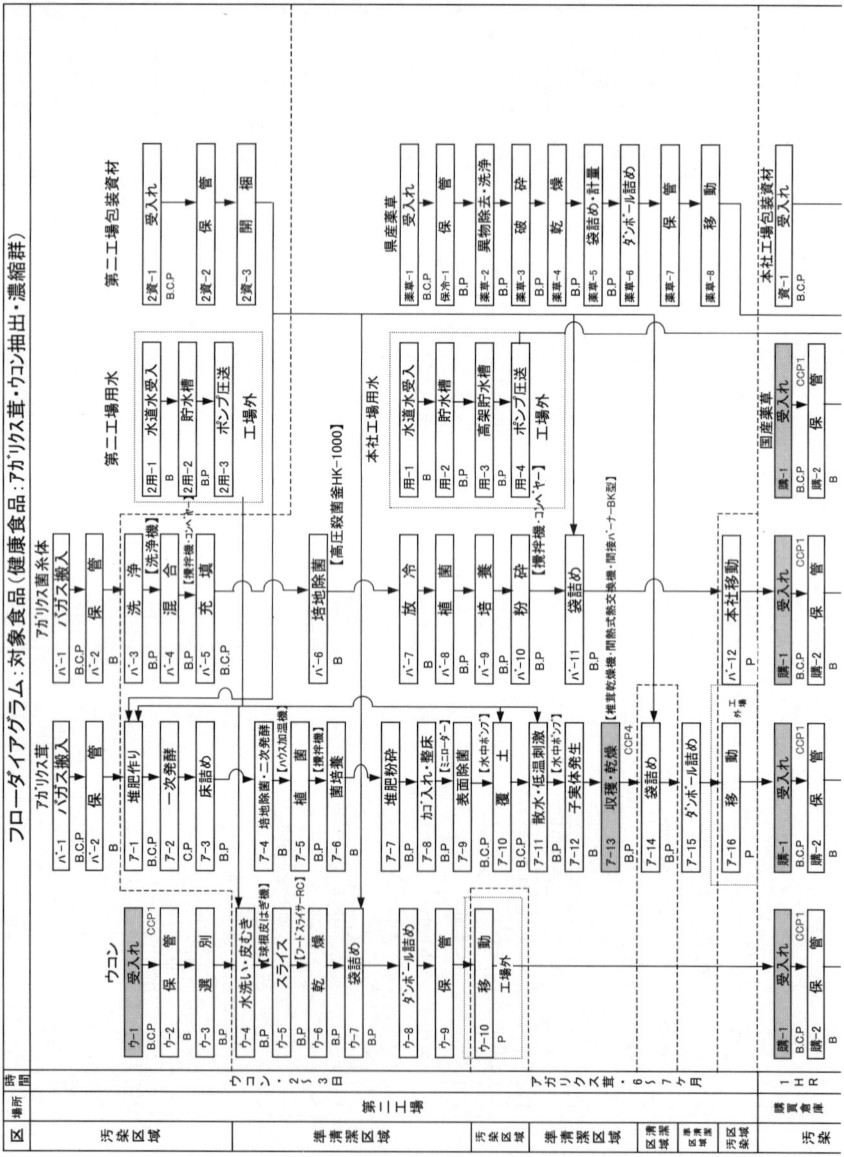
フローダイアグラム：対象食品（健康食品：アガリクス茸・ウコン抽出・濃縮群）
ウコン
受入れ
保管
選別
水洗い・皮むき
スライス
乾燥
袋詰め
ダンボール詰め
保管
移動
工場外
アガリクス茸
バガス搬入
保管
堆肥作り
一次発酵
床詰め
培地除菌・二次発酵
植菌
菌培養
堆肥粉砕
カゴ入れ・整床
表面除菌
覆土
散水・低温刺激
子実体発生
収穫・乾燥
CCP4
袋詰め
ダンボール詰め
移動
アガリクス菌糸体
バガス搬入
保管
洗浄
【洗浄機】
混合
充填
培地除菌
【高圧殺菌釜HK-1000】
放冷
植菌
培養
粉砕
【攪拌機・コンベヤー】
袋詰め
【椎茸乾燥機・間熱式熱交換機・間接バーナーBK型】
本社移動
第二工場用水
水道水受入
貯水槽
ポンプ圧送
工場外
本社工場用水
水道水受入
貯水槽
高架貯水槽
ポンプ圧送
工場外
第二工場包装資材
受入れ
保管
開梱
県産薬草
受入れ
保管
異物除去・洗浄
破砕
乾燥
袋詰め・計量
ダンボール詰め
保管
移動
本社工場包装資材
受入れ
国産薬草
受入れ
保管
CCP1
区
場所
時間
汚染区域
準清潔区域
清潔区域
第二工場
購買倉庫
ウコン・2〜3日
アガリクス茸・6〜7ケ月
1HR

金秀バイオ株式会社

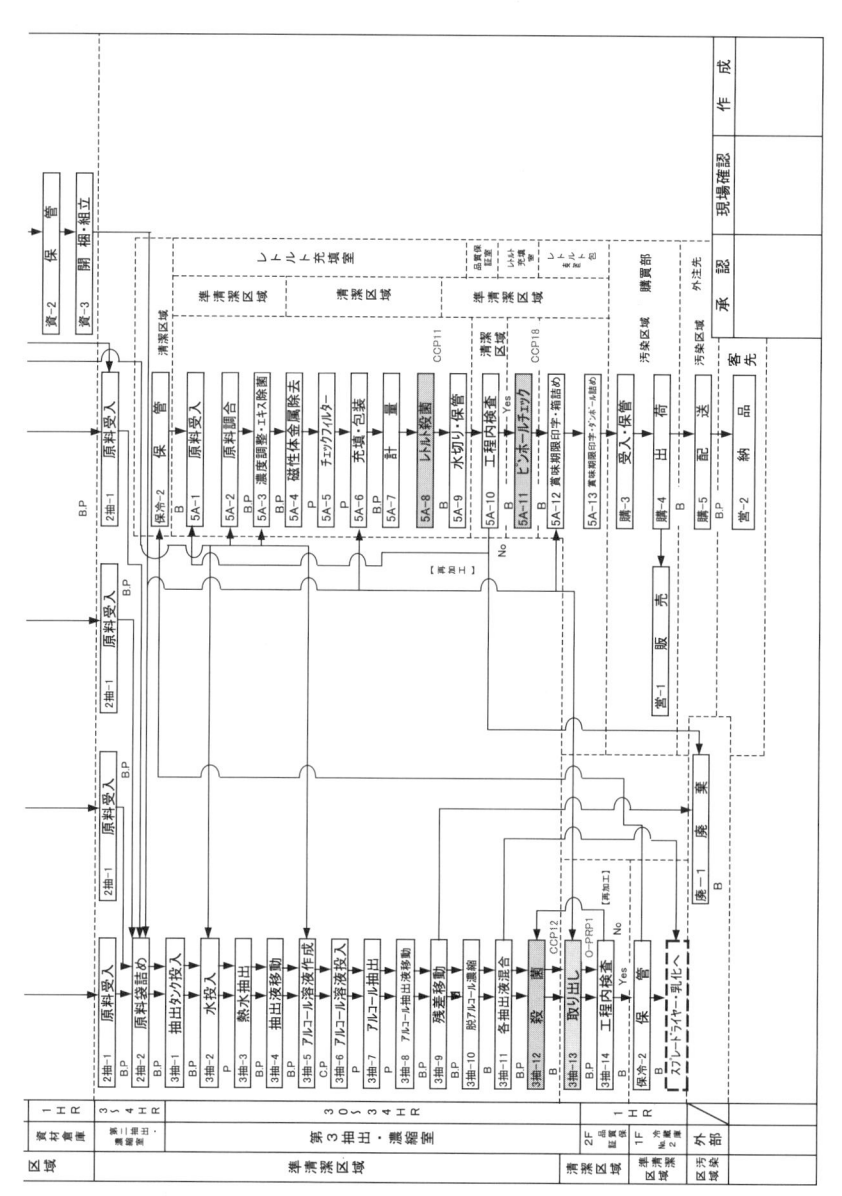

図 6 (2) フローダイアグラム（健康食品：アガリクス茸・ウコン抽出・濃縮群）

162　　　　　　　　　事例編

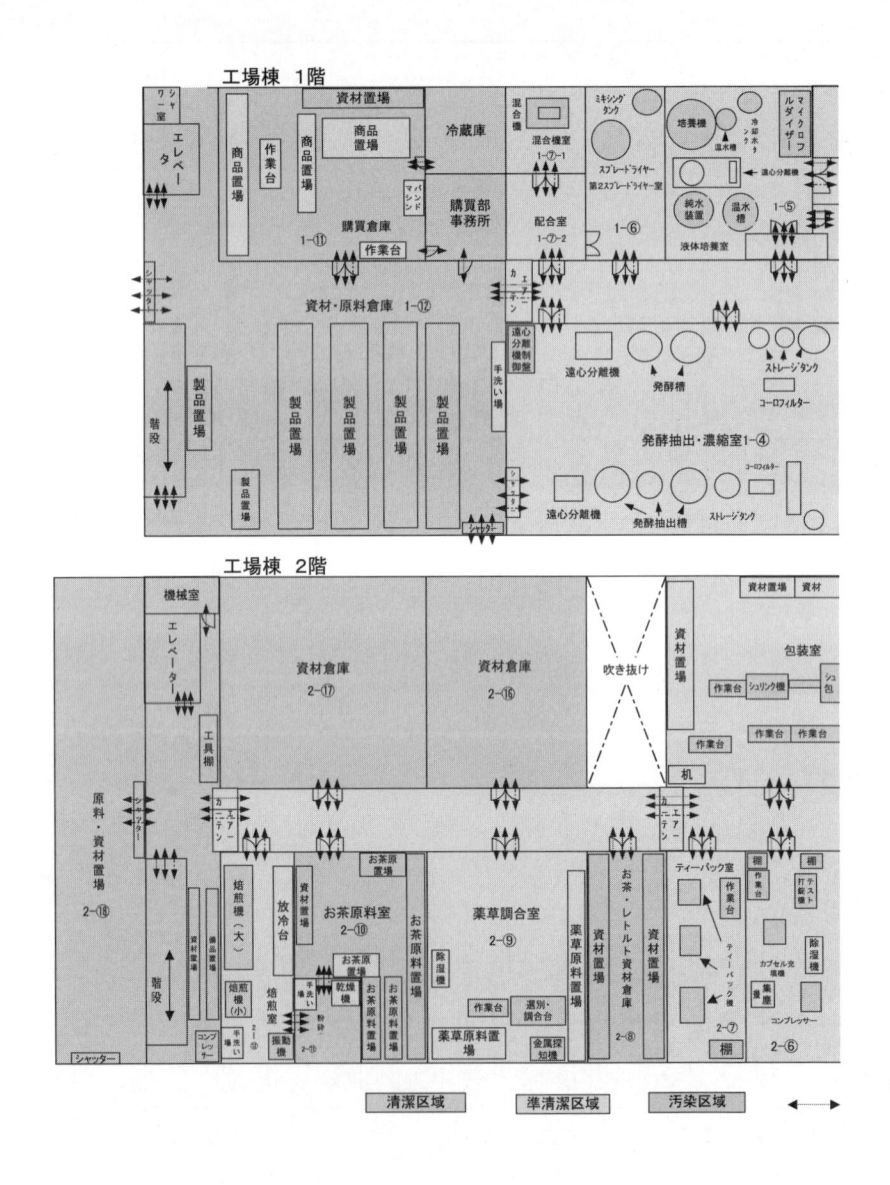

工場棟　1階

（冷蔵庫、混合機室1-⑦-1、配合室1-⑦-2、購買部事務所、購買倉庫1-⑪、資材・原料倉庫1-⑫、製品置場、商品置場、作業台、エレベータ、シャワー室、ミキシングタンク、培養機、冷却水タンク、温水槽、純水装置、マイクロフィルダーザ、スプレードライヤー・第2スプレードライヤー室、遠心分離機、液体培養室1-⑤、遠心分離機制御盤、発酵槽、ストレージタンク、コーロフィルター、発酵抽出・濃縮室1-④、発酵抽出槽、手洗い場、カーテン、エアカーテン、シャッター）

工場棟　2階

（機械室、エレベーター、工具棚、資材倉庫2-⑰、資材倉庫2-⑯、吹き抜け、資材置場、包装室、シュリンク機、シュ包、作業台、机、原料・資材置場2-⑲、焙煎機（大）、放冷台、焙煎機（小）、乾燥機、振動機、資材置場、お茶原料置場、お茶原料室2-⑩、お茶原料置場、薬草調合室2-⑨、薬草原料置場、除湿機、選別・調合台、金属探知機、お茶・レトルト資材倉庫、資材置場2-⑧、ティーパック室、作業台、ティーパック機、棚、打栓テスト、薬鑑、カプセル充填機、除湿機、コンプレッサー2-⑥、シャッター、暗殺）

| 清潔区域 | 準清潔区域 | 汚染区域 | ←→ |

図7　第1工場

金秀バイオ株式会社

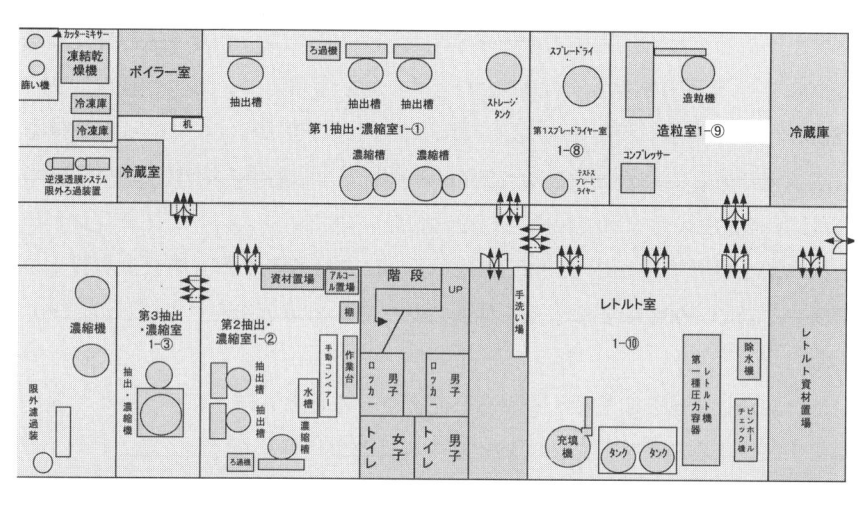

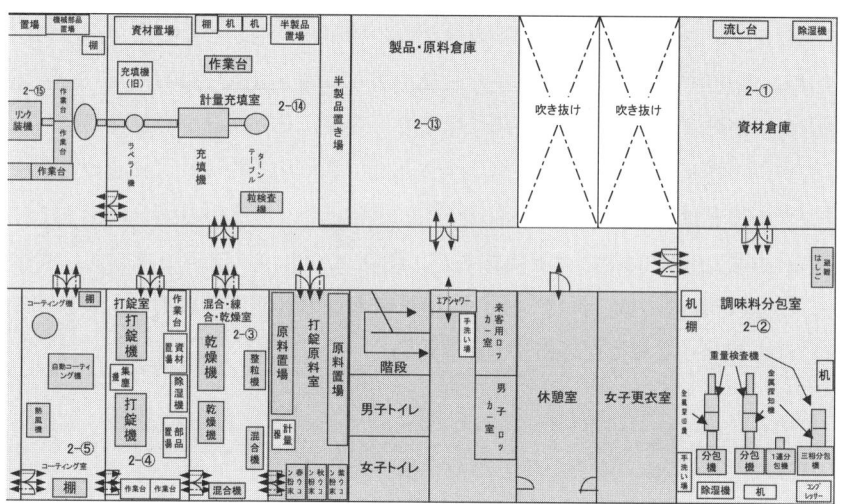

レイアウト

6. 今後の目標

現在，当社ではISO 9001の要求事項に沿って，ISO 9001-HACCP・ISO 22000の要求事項を組み合わせたマニュアルを運用している．今後は，ISO 22000の要求事項に沿ったマニュアルに改訂し，ISO 22000に絞った管理を行う予定である．しかし，ISO 22000の食品安全に特化した要求事項だけでは，ISO 9001に含まれていた会社運営のためのマネジメントシステムが十分とはいえないので，ISO 22000の要求事項に方針管理や設計開発，購買先の管理などISO 9001の要求事項を付加したマニュアルを作成することが目標である．

また，全社員への衛生教育をさらに充実させるとともに，わかりやすく運用しやすい仕組みを構築し，ISO 22000の維持改善に努めたい．

当社は，ISO 9001, ISO 9001-HACCP, ISO 22000の順序で認証を取得してきたので，各要求事項に対するシステムの構築に時間がかかったが，これからISO 22000の認証を考えている企業の方には是非ISO 9001も取り入れ，企業の一部の工程だけの認証取得ではなく，企業全体の業務を登録範囲としたシステムの構築をお勧めする．企業全体として取り組まなければ食品の安全を確保することは難しいと思う．

当社もまだまだ改善の途上であるが，ISO 22000システムを有効的に活用し，"健康と長寿の郷・沖縄"から沖縄県産素材の可能性を追求し，お客様に喜ばれる製品づくりに取り組んでいきたい．

B. コンサルタント機関：危害分析重要管理点対策共同事業センター（HACCP・AJVC）

1. 概　　要

1.1 経　　歴

危害分析重要管理点対策共同事業センター（略称：HACCP・AJVC）は"衛生管理こそ経営の柱"をキャッチフレーズに，機能性衛生資材及び環境関連企業並びに施設・設備専門企業等が，平成9年に設立した民間の任意団体で，支援事業，教育事業，研究事業，製品認定事業の4事業を軸に活動している．システム認証の支援実績は，

① ISO 9001のほかにISO 9001-HACCP［（財）日本品質保証機構の独自の適合証明審査制度］では，全国で22件，対象とする製品は，付表1のとおりである．

② ISO 22000（FSMS）では金秀バイオ(株)をはじめ4件の実績がある．対象とする製品は，付表2のとおりである．

また，施設・設備の業者に対する衛生教育にも力を入れており，施設・設備の設計から監理並びにシステム構築まで，ハードとソフトを含めた総合監修も数多く手掛けている．本部となる東京の事務局の他，西日本支局，名古屋事業所，大阪事業所，沖縄事業所，福島事業所，西日本事業所を拠点としており，会員企業がエリアサポートセンターとして全国的に事業展開をしている．食品衛生及び危害分析並びに施設・設備に関する知識と経験がある専門家で構成された総合対策委員会に食品安全マネジメントを専門とする7名のJRCA登録ISO 9000審査員でHACCP研修の修了者が在籍し，食品のGMP（適正製造規範）及び衛生管理の高度化から国内及び国際規格などのシステム構築，認証取得，維持管理まで，責任を持って指導にあたっている．今回の場合は，総合対策委員会の委員長でもある井上裕隆が，実地指導を担当し総合対策委員会メンバーの専門委員2名がスタッフとして携わった．

1.2 コンサルティング方針と進め方

(1) 基本的な考え

食品営業者にとって，消費者から求められるニーズは"品質"，"安全"，"コスト"の3要素といわれている．"安全"も"品質"のうちと考えれば，"品質"と"コスト"の二つに集約できる．

① ISO 9001 は顧客の立場に立った国際規格で企業のビジネス目標であり，最終消費者に的を絞ったマネジメントシステムを構築し適切に運用することで，継続的な改善活動が業績に直接反映されシステムの適合性や有効性が評価されて，目標達成の可能性が高まっていく．

② ISO 22000 は，企業の立場に立てば食中毒や食品事故を未然に防ぐシステムで，食品安全マネジメントを構築し適切に運用することで企業を守る仕組みだといえる．

したがって，対象となる企業の取り扱う製品及び適用範囲により，ISO 9001 又は ISO 22000 の単独認証で対応できるのか，また，ISO 9001-HACCP 又は ISO 9001/ISO 22000 の組み合わされた認証で対応すべきか，各施設に適したマネジメントシステムを勧めている．

① 例えば，食肉の解体処理など品質レベルが規格化されている製品は，衛生管理を中心に食品安全システムを構築するべきで ISO 22000 を勧めている．

② 惣菜や弁当の製造など品質及び製品や商品開発を重視し顧客ニーズに対応した食品安全システムを構築する場合は，ISO 9001-HACCP 又は ISO 9001/ISO 22000 の組み合わされたシステムを構築するよう勧めている．

(2) コンサルティング方針

食品安全マネジメントシステム（ISO 22000）を構築するためのポイントは，

① 現在取り扱っている製品に致命的な欠陥がないこと（現在，食中毒を起こしているなど食品事故の発生要因が多数顕在化していない）を確認する．

② そして，実地指導員が現状の管理をヒアリングし文書化することから始まる．

③ ヒアリングしながら修正すべき問題点があれば，その都度改善しながら文書化を進める．

文書化することで自社のマネジメントシステムの全体像が把握でき，短期間でのシステムの構築が可能となる．このとき，取り扱う製品はすべて適用範囲に含めるよう勧めている．一部の製品のみを対象として認証取得することは消費者に対し企業のイメージダウンにつながる，働く従事者も困惑し，効果も上がらない．FSMSはその施設全体で取り組むべきである．ISO 22000の規格要求事項の理解不足のまま文書化に時間を要し，いまだに構築及び運用に至っていない企業は意外に多い．

(3) 進め方

私どもは，ISO 22000の登録を前提としたシステム構築の支援を行う場合，

① あらかじめ守秘義務契約を結んだ上で，会社組織の構成や製造工程並びに既存文書や記録を見せてもらう．

② ISO 22000の規格要求事項の基本文書として"文書化された手順"を含め，現場の実態に即した"食品安全マニュアル"を作成する．

このとき，組織化されていない企業や組織と実態が合っていない企業も多く，整合性をとるのに時間がかかるケースが多い．

③ 法令・規制要求事項を盛り込んだ"食品安全管理規定"から基準書や手順書までを，食品安全チームメンバー並びに実地指導員とスタッフを交えて，3か月程度で既存文書をレビューし，できる限り文書化する．

文書化されていなければシステムや手順を改善する場合や新規に採用した者を教育するときに困るので，できるだけ細部にわたり文書化するよう勧めている．その際，決して背伸びした文書は作らない．従事者にわかりやすい言葉や形態及び写真で作成する．

④ "食品安全を実証する記録"（モニタリング実施記録など）は，証拠書類となるため要点（タイトル，日時，製品名，ライン名，管理基準，観察及

び測定結果と判定，修正活動，実行者，評価者など）を明確にして作成する．

記録のための記録とならないよう，何の目的でその記録が必要かを確認する．現状を ISO 22000 の要求事項と整合させてカタチにしていく．ここがコンサルティングとしての筆者の役割だと思っている．

(4) 認証取得

なぜ認証取得を前提とするのか？ それは認証取得を目標にすることで，適切なマネジメントシステムの基盤ができ，認証取得による食品を取り扱うすべてのヒトに達成感が共有され，食品安全を満たすことの重要性が周知され，その後食品安全マネジメントシステムが，効果的に運用されることが多いからである．HACCP や ISO 22000 では，現場の責任者が中心となって構築し，現場で作業にあたる全員が自覚を持って衛生管理ができるような仕組みにしなければ，安全な製品は継続して作れない．そしてすべての利害関係者のニーズが実現できる"連鎖する品質保証体制"が確立されるのである．

2. コンサルティングした内容と当該企業の対応

東京ビッグサイトで，HACCP セミナーを講演していた筆者と会場で知り合った当時の金秀バイオ（株）［旧社名（株）沖縄発酵化学］山里秀夫社長からHACCP システムの構築を依頼された．

(1) ステップ 1

まず，2003 年に前述の ISO 9001-HACCP の登録までを支援した．同社は，当時，ISO 9001 の認証を既に取得しており，食品の品質管理において十分な下地ができていた．つまり，ISO 9001 のマネジメントシステムにコーデックス HACCP を組み込むのが私どもの役割であった．品質保証室メンバーは，衛生管理に対する意識も高く，筆者も食品安全チームの一員として参画した．システム構築は，ISO 9001 の製造プロセスをベースにして比較的にスムーズに進行した．ただし，HACCP システムは危害分析により重要な管理ポイント

を絞って管理するシステムで，既存の製造プロセスのシステムを適応させるため，スリム化しながら製造基準に沿って文書をレビューし改訂していった．

① まず，すべての製品について作成した"製品標準書"と"品質管理基準書"をレビューし，製品群ごとに"製品説明書"として製品特性をまとめて食品安全目標とした．

② 次に，QC 工程表を"製造管理基準書"に置き換え，錠剤，顆粒，粉末，カプセル，エキス，レトルト，ティーバッグ，バラなどの工程の段階と管理基準をレビューし再確認した．

③ 危害分析に必要な"フローダイアグラム"は，過去データを詳細に調査し，考えられる活動及び製造過程を食品安全チーム全員により検証（現場確認を含む）して，詳細に，かつ，どの作業がどの場所で行われるのか，わかりやすく作成するよう心掛けた．

結果的には管理の要点（管理基準や所要時間など）も記述したことで，"フローダイアグラム"を見れば全体的な作業がすべて把握できるようになり，危害分析から HACCP 構築まで 6 か月で登録できた．

(2) ステップ 2

ISO 9001-HACCP 登録後 3 年を経て，ISO 22000 の登録に至った．ISO 22000 へ移行する際の指導形態は，沖縄という遠隔地でもあり，これまでの運用実績を考慮し e-mail，FAX，電話等による通信指導を中心に実施した．前述のとおり，担当者の規格要求事項の正しい理解と熱意，行動力及び組織の統率力のおかげで，通信指導をメインにした ISO 22000 登録の支援実績の第一号となった．登録活動範囲は，前記のとおりである．

① 一般衛生管理（PP）をレビューし"前提条件プログラム（PRP）"を再構築した．

② ハザード分析を再評価し"オペレーション PRP"と"HACCP プラン"に管理手段を選択して分類した．

③ この管理手段の組合せの妥当性を確認して食品安全システムを再構築した．

同社は有機 JAS の認定工場でもあり，健康補助食品 GMP に準拠した製造プロセスに有機 JAS にかかわるトレーサビリティを組み込み，最終的に同社独自の食品安全マネジメントシステムを構築した．

3. 当該企業の FSMS の特徴と評価

同社はアガリクス茸の大量栽培，モズクからのフコイダンの抽出，自社農場や県内契約農家が栽培するゴーヤ，グァバ，ウコン，パパイヤ，よもぎ，シークァーサーなど第一次生産物から製造する製品が多く，健康補助食品 GMP をベースにした製造プロセスについて，以下のとおり，FSMS を構築した．また，"食品安全管理規定"に計画，構築，運用，更新の手順を定めている．

(1) 食品安全マネジメントシステム構築を可能にするための準備

① 食品安全チームリーダーは，品質管理責任者ではなく製造管理責任者が任命された．同社では製品の製造が主であり，実務上適切な選任といえる．

② 食品安全にかかわる責任及び権限は"職務分掌規程"を再確認し整備した．また，組織表や手順書，基準書などには個人名を記して明確にし，誰が食品安全の問題を報告し，誰が報告を受け，誰が処置と記録をするか，すべての従事者にわかりやすくしている．

③ 同社に関連するフードチェーンのコミュニケーションは，購買先⟷購買責任者，顧客又は消費者⟷営業担当者，法令・規制当局⟷品質保証室長，業界団体⟷営業責任者など担当責任者を決めてタイムリーに対応している．また，必要な情報は社内コミュニケーションにより伝達している

④ 社内の食品安全に関するコミュニケーションは，伝達すべき情報はあらかじめ明示してあり，食品安全マネジメントシステムの有効性を維持するため品質管理月報などで情報を交換し，食品安全チームに確実に伝達されるよう確立されている．

⑤　社長は，必要な経営資源をタイムリーに決裁して，適切な運用管理がされている．
⑥　前提条件プログラム（PRP）は，食品衛生法の施設基準及び管理運営基準の共通基準と健康補助食品GMPの構造基準や保守衛生管理要領，また，コーデックスの食品一般原則を基に維持管理をレビューした．また，"食品安全管理規定"及び"製造衛生管理基準書"並びに"衛生管理手順書"，"施設・機器衛生管理手順書"，"衛生標準作業手順書"（SSOP）で，PRPがどのように管理されるか文書化してある．
⑦　異常時の対応は，製品回収手順が製品の販売パターン別に作成され，実名入りで責任と権限が明確にされている．その他，停電時や台風時などは，箇所別やラインごとに，細部にわたり手順が文書化されている．

(2) ハザード分析を可能にするための準備段階
①　食品安全チームメンバーは，多方面の知識と経験を併せ持つメンバーで構成され，専門性や力量及び責任と権限を"食品安全チーム名簿・マトリクス表"で明示している．
②　原料・材料及び製品に接触する材料は，すべて製品の仕様書や検査成績書などにより，食品の安全特性を明確にしている．
③　すべての製品について"製品標準書"と"品質管理基準書"を作成し，商品の仕様を明確にしている．
④　製品群ごとに"製品説明書"を作成して最終製品の特性と意図した用途を明記している．
⑤　製品群及びライン別や作業区域別の工程に対して"フローダイアグラム"を，明確で，正確な，かつ，詳細に作成している．フローダイアグラムは工程の流れと工程間の相互関係を確実に把握できるよう表現されている．
⑥　また，製品群の製造プロセスごとに"製造管理基準書"を作成し工程の段階及び管理手段を記述して，フローダイアグラムを補完している．

(3) ハザード分析
①　フローダイアグラムの各段階（原料，材料は受入れ時の製品別）に"危

害（ハザード）調査・管理表"を各々作成し，その工程で混入／増大／管理する可能性のあるハザードを，生物的・化学的・物理的に分けて列挙している．
② この段階で生産から消費に至る，管理すべき食品安全ハザードを明確にし，許容水準を決めハザードを評価して管理手段を選択している．
③ また，管理すべき食品安全ハザードの管理手段を PRP で管理できるのか，又はオペレーション PRP か HACCP プランで管理する必要があるか，選択し"ハザード分析ワークシート"に分類している．
④ ハザードの評価方法は記述し，評価結果と管理手段の選択及び分類に関する論理的手法及びパラメータは，妥当性確認のため"ハザード分析ワークシート"に文書化され，判定の結果は記録している．

(4) オペレーション PRP と HACCP プラン

① 要求される情報を含めた"オペレーション PRP 管理表"と"HACCP プラン"を各工程の該当する現場に常備し，その場で使用できるよう管理表として1枚ごと作成している．また，製品群ごとに組み合わせて分類され，食品安全計画書としてまとめられている．
② モニタリング結果が許容限界を逸脱した場合や管理状態にない場合の処置は，"オペレーション PRP 管理表"と"HACCP プラン"に，各々手順が文書化されている．また，不適合製品の取扱いについては，"食品安全マニュアル"に要領が明示されている．
③ 製造プロセスの検証プランは，"オペレーション PRP 管理表"と"HACCP プラン"に，目的，方法，頻度及び責任が各々わかりやすく規定されている．

(5) 食品安全マネジメントシステムの妥当性確認，検証及び改善

① 管理手段の組合せの妥当性確認は，運用前と変更時にはタイムリーに実施され，"食品安全妥当性確認記録"を残している．また，製造及び配送プロセスは，定期的"食品安全管理内部検証チェックリスト"で評価し，食品安全の効果を判定している．

② システムの検証では，PDCA活動を中心に，内部監査でFSMS全体を評価している．また，必要に応じて更新し，記録を残している．
③ マネジメントレビューはタイムリーに実施し，社長は適切な判断及び指示と必要な経営資源を提供している．

同社は健康食品を製造して，お客様に提供している企業として，特に農薬や有害物質など化学的なハザードを注視し構築している．県産素材や有機栽培にこだわり，食品添加物の使用など原材料に関するハザード分析は，許容水準を高いレベルに設定し管理手段を決めている．また，芽胞を形成する細菌に対する高熱殺菌工程を組み込み，細菌の数も大幅に低減を図っている．さらに，製品化されたものに対するヒトや機器からの二次汚染をオペレーションPRPとして重点的に管理している．また，幹部と品質保証室による検証活動はパトロールなど定期的に実施され，ヒトの眼で多方面から現場を確認している．このように，同社の食品安全管理に対する取組みは高く評価できる．

4. 今後の課題

① 消費者の健康志向は今後も続くと思われ，同社は，健康食品の素材の生産から製造し製品を提供する企業として，多岐にわたる製品開発はこれからも余儀ないものであり，それに対する食品安全の管理は，今後多様化していくことが考えられる．
② 今後は検証活動の結果を分析して評価し，オペレーションPRP及びHACCPプランをレビューし，管理手段を絞り込んで，効果的な自社システムを確立するよう期待している．
③ 私どもは，文書化の要求事項が多いISO 22000のスムーズなシステム構築及びコストベネフィットを実現するため，食品安全マニュアル及び食品安全管理規定などの文書作成や，詳細なハザード分析資料を提供し適切に管理手段が選択できるような，インターネットによるコンサルティングを中心に，できるだけ多くの企業のお役に立てるよう事業展開していきた

い.

　筆者は，今後もHACCP・AJVC専門家のノウハウを生かしながら"衛生管理こそ経営の柱"と，声高らかに支援活動を続けて，安全で安心な食生活を実現し日本の食文化を守っていく所存である．

付表1

薬草の栽培，クロレラの露地培養，アガリクス等のキノコ培養，若鶏の飼育，肉牛及び開拓牛並びにハーブ牛の肥育・と畜解体・枝肉，牛副産物可食部，若鶏肉加工製品，牛部分肉，精肉製品（豚，牛，鶏），ハム・ソーセージ・ベーコンの加熱食肉製品，魚介類，水産加工品，魚肉練り製品，野菜の加工，ナチュラルミネラルウォーター，清涼飲料水，鶏卵，砂糖類，乳製品，キノコ，薬草利用の健康食品，健康茶，海藻（フコイダン）の健康食品，クロレラ食品，薬膳料理，食品添加物，調味料，乾物類（海藻・農産物・椎茸・削り節・本節），豆・穀物類，乾燥野菜製品，こんにゃく製品，ところてん及び生くずきり，油揚げ，包装豆腐及び豆乳飲料，豆腐加工製品及び業務用豆乳，めん製品，沖縄そば，めん用惣菜，パン，サンドイッチ，給食用食材，惣菜，スーパーマーケット用惣菜及び惣菜半製品，焼き物半製品，日配半製品，珍味製品，紅いも菓子，和菓子，洋菓子，沖縄伝統菓子，油菓子，宅配する常食及び制限食，冷凍・冷蔵食品の配送

（平成18年11月現在）

付表2

食塩，にがりの製品，ナチュラルミネラルウォーター，清涼飲料水，こんにゃく製品，ところてん及び生くずきり，きのこ類（アガリクス，しいたけ，レイシ，メシマコブ，マイタケ），薬草類及び海藻類を主原料とする健康食品（錠剤，顆粒，粉末，カプセル，エキス，レトルト製品），薬草茶（ティーバッグ，バラ），宅配する常食及び制限食

（平成18年11月現在）

C. 審査機関：財団法人日本品質保証機構

1. 概　　要

1.1　JQA の沿革

財団法人日本品質保証機構（JQA: Japan Quality Assurance Organization）は，1957年に輸出検査法による指定機関として，設立された［当時の名称は，財団法人日本機械金属検査協会（JMI）］．

その後，各種検査・試験業務（電子機器・機械・プラントの受託検査，障害電波試験，海外安全試験，電子測定機器校正など）や計量法による指定検定も実施することになり，1972年には"(財)機械電子検査検定協会"と名称を変更している．

ISO の審査登録業務については，1989年に ISO 9000 シリーズに基づく品質保証システムの登録認証を日本の審査登録機関として初めて開始した．審査登録業務を開始後，業務は急速に拡大し，審査登録業務と各種検査試験・業務を持つ総合的な品質保証機関となり，そのことを明確にするために，1993年には現在の"(財)日本品質保証機構（JQA）"と名称変更を行った．

ISO 9001（品質マネジメントシステム）以外の規格では，1994年に環境審査業務（ISO 14001），1998年に労働安全衛生審査業務（OH&S）を開始するなど，さまざまな規格に対する審査業務に JQA は取り組んでいる．現在，JQA がマネジメントシステム登録認証を行っている規格としては，上記以外に ISO 22000, ISO 9001-HACCP, ISO/IEC 20000, ISO 27001, ISO/TS 16949, JIS Q 9100, TL 9000, ISO 13485 など多岐にわたっている．

1.2　審査登録機関としての JQA の概要

現在，わが国の企業の ISO 認証取得件数は，"品質"，"環境"合わせて約62,000件（2006年9月現在 JAB 統計より）であるが，約15,000件が JQA

の認証によるものとなっている．つまり，JQAの認証件数は全体の約1/4を占める．また，約800名の審査員がJQAに登録されており，各種規格の審査業務を行っている．これらの数字は，JQAが日本で最大の規模を持つ審査登録機関であることを示している．

1.3 JQAにおけるISO 9001-HACCP規格への取組み

JQAでは，独自の食品安全規格としてISO 9001-HACCPを制定し，1999年からその審査業務を行ってきている．

ISO 9001-HACCPは，品質マネジメントシステム規格であるISO 9001をベースにコーデックス委員会で提唱されたHACCPの7原則12手順を組み込んで，一つの規格としたものである．コーデックス委員会の7原則12手順は，食品を取り扱う分野での安全を確保する上で非常に優れた規格であったが，あくまでもガイドラインであり，これを使用して適合性を判定できるものではなく，また，システムを維持管理するために必要な要求も含まれていない．ISO 9001-HACCPは，ISO 9001の要求事項を取り込むことにより，審査可能で，システムを構築・維持できる仕組みができる規格を目指したものである．このISO 9001-HACCPの適合証明の件数は，2006年12月1日現在で51件となっている．

1.4 JQAとしてのISO 22000規格への取組み

JQAでは，2001年に現在のISO 22000（当時は，ISO 20543と呼ばれていた）の業務計画が登録され，スタートして以来，大きな関心をもって注目してきた．JQAで作成したISO 9001-HACCP規格は，食品安全を確保するためのシステム作りに有効であり，取得いただいている各組織からもシステムの効用を実感された感想を多数頂いている．しかしながら，ISO 9001-HACCPはJQAで独自に作成された規格であるがゆえに，貿易上の障壁を取り除くという意味では，国際規格として制定されたものを上回ることはできない．そういった意味で，食品安全の国際規格は以前から要望されていた．

日本としての ISO 22000 規格制定への取組みは，2003 年 5 月に独立行政法人農林水産消費技術センター内に ISO/TC 34/WG 8 専門分科会を設置したところから始まるが，JQA の岩本昌也はこの WG 8 専門分科会に委員として最初から参加しており，規格検討作業への協力を行っている．

JQA における ISO 22000 審査登録業務は，2005 年の FDIS が発行された段階で開始している．審査登録業務を開始するにあたっては，RvA（オランダの認定機関）に審査登録機関としての認定を受けている．現在，日本の認定機関である JAB〔(財)日本適合性認定協会〕は，まだ認定業務を開始していないが，2007 年には開始する予定であり，開始されれば JQA としては JAB の認定を受ける予定である．

JQA における ISO 22000 登録認証企業の件数は，2006 年 12 月 1 日の時点で 12 件となっている．

2. FSMS 審査の基本的態度・方針

JQA が FSMS 審査を行う際の方針として，第一に挙げるのは，審査を行おうとする組織において，内在するリスク（食品安全規格ではハザード）が漏れなく的確に把握されて，それが顕在化しないような管理が現場で行われているかどうかを確実にチェックするということである．

食品を取り扱う企業では，近年，不祥事や事故が相次いでおり，また，厚生労働省が公表している食品事故の件数も高止まりの状態が続いている．また，発生している事故の内容も死者が出たり，人々に不安を覚えさせる内容のものが多く見られる．このようなことから，JQA では，食品分野は他の分野に比べて比較的リスクが高いと認識している．

食品安全規格の審査を行うにあたっては，規格の要求事項を満たす（適合している）ことの確認が基本的である．しかしながら，この適合性の確認を要求事項に対応して決められたことが実施されているかどうかということだけで見られた場合には，重大なハザードを見逃してしまうおそれがある．そういった

ことを防ぐためには,学術的な知見や過去の事故事例,製造技術に関する知識,法的な要求事項,公的機関から出されているガイドラインといったものを考慮して,ハザード分析や検証・妥当性確認の内容が妥当であるかどうかを判断し,組織に存在しうるハザードが管理されているかどうかを評価する必要がある.

このような評価ができるためには,対象となる分野の知識や理解が不可欠である.JQAでは,食品安全規格の審査を行う審査員を対象に年4回の勉強会を開催し,食品分野に関係する関連法規・最新の学術的な知見,規格解釈,製造現場での審査技法といった事柄に関する教育・訓練を行っている.

方針の第二としては,審査を行う組織に対して業態や規模などを考慮して要求事項を適切に判断することを徹底している.例えば,新規に申込を受ける組織から,"どの程度,設備を整えれば,登録できるでしょうか？"というような相談を受けることがある.私どもは,そのような質問を受けたときに"ハザード分析の結果次第ですよ."と申し上げている.確かに立派な設備を持てば,ハザードの管理は容易になるだろうが,それは必須事項ではない.設備というハードがハザードの顕在化を防ぐために万全の働きをしてくれなくても,そこで働く作業者の確認や手順の徹底といったソフトウェアを整えてやることにより,ハザードの防止ができるのならそれでも良いのである.その他の中小企業への考慮の例としては,外部の力を借りたシステム構築も認められるということである.例えば,ハザード分析を行う際にも,微生物学や公衆衛生,毒物学といった学術的な知識をもった要員は,規模の小さな企業では確保することが難しい.そういった場合には,外部専門家のアドバイスを受けてハザード分析を行うことができる.また,ハザード分析を行うためのやり方についても,業界団体などの力を借りて行うことも可能である.

方針の第三としては,単に適合性の評価を行うだけではなく,組織が今後継続的に発展されるように,審査所見として改善の機会を提供するということである.ISOにおける第三者審査を行う第一の目的は,規格で定められている要求事項を満たしているかどうかを評価して,その結果をもとに登録認証の発行,継続を判断することである.しかしながら,JQAとしては受審組織がシ

ステムを継続的に改善してより高いパフォーマンスを示していただきたいと考えており，そのような観点から，適合性の判定だけではなく審査員が気づいた改善を後押しできる可能性のあるコメントも提供することも目的に加えている．このコメントに対してどのように対応するかは，組織の判断に任されている．ただし，このようなコメントを必要としないと考える組織に対しては，あらかじめ言っていただければ提供することはない．

　2006年12月の現在のところ，JQAは食品を扱っている企業のみを対象としており，ISO 22000で審査登録の対象とされている間接的に食品企業にかかわる組織に対する認証登録を行っていない．しかしながら，今後はこういった分野に対しても認証登録できるよう拡大していきたいと考えている．そして，上記のような方針に基づいて，各段階の組織への審査及び認証登録を行うことにより，食品を取り扱う業界全体のリスクを低減できるような活動になることを大きな方針としてねらっている．

3. 当該企業の審査結果とそのFSMSの特徴

　金秀バイオ(株)[当時は(株)沖縄発酵化学]のISO 22000登録審査では，2005年11月にファーストステージ審査，2005年12月にセカンドステージ審査を行った．審査を行った結果では，特に大きな不適合はなく，審査チームとして登録の推薦を行った．JQAでは，審査チームの登録推薦を受けて，報告された審査内容を検討した結果，2006年1月13日付けでISO 22000の認証登録を行った．

　金秀バイオ(株)のISO 22000認証取得は，経営者主導で行われており，トップへのインタビューの中でも経営者の熱意がひしひしと伝わってきた．この経営者のコミットメントは，現場管理にも反映されており，備品の整理・整頓や機器の洗浄・消毒などが徹底されており，清浄区，準清浄区，汚染区の区分けがしっかりと行われていた．

　金秀バイオ株式会社は，2003年11月にISO 9001-HACCPの適合性認定

が行われており，ISO 22000登録審査までにISO 9001-HACCPの運用実績が2年以上ある組織である．したがって，ハザード分析の内容や検証の実施手順については，特に大きな問題は見られなかった．システムを管理するための管理手順書も整備されており，文書や記録の管理もしっかりと行われていた．

審査を実施する過程で，金秀バイオ(株)と審査チームとの間で行われた議論としては，以下のようなものがあった．

(1) アウトソースの管理をどのようにすれば良いのか

ISO 22000の4.1では，アウトソースしたプロセスに関して，管理を確実にすることと，その管理を明確にして文書化することが要求されている．そのほかに7.3.5.1では，アウトソースした工程及び下請請負作業に関して，フローダイアグラムを作成し検証することを要求している．管理を確実にするというのは，ISO 22000で要求されている事項がアウトソース先でも満たされているよう組織が責任を持って管理するということである．そのためには，ハザード分析に関していえば，ISO 22000で要求されているのと同等の分析が行われる必要があるし，その結果として管理する必要があると判断された工程は，定められた管理が決められたとおりに行われていなければならない．組織は，これらの分析・現場の工程管理が間違いなく行われているようアウトソース先に働きかけを行い，それが実際に行われていることを把握していることが求められている．必要な記録についても，ISO 22000で要求されている記録に準じたものが求められる．これらは，組織が管理してもよいし，アウトソース先で管理することにしてもよい．ただ，必要な場合にはいつでも利用可能な状態にしておかなければならない．検証及び妥当性確認もアウトソース先を含めたものである必要がある．

アウトソース先の管理を文書化したものとしては，先方と取り決めた契約書・覚書や作業手順を定めた文書を組織が作成して配付したものやアウトソース先で作成したものを組織が承認したものなどが考えられる．

(2) 妥当性確認をどのように行うか？

ISO 22000 8.2 "管理手段の組合せの妥当性確認" では，単独もしくは組み合わせた管理手段が指定された食品安全ハザードの意図した管理が達成できるかを確認することを要求している．金秀バイオ(株)だけではなく，多くの企業で単独の管理手段だけに対して，食品安全ハザードの管理の達成状況を確認されているケースが見られる．もちろん，単独で食品安全ハザードの管理が期待されたとおりに達成されれば，要求事項は満たしており十分なのであるが，協力効果がある場合には組合せで考えた方が管理幅に余裕を持たせることができる．そのようなことも考慮して，ハザード分析を行う場合には，その時点で対象となっている工程だけを考えるのではなく，問題となっている食品安全ハザードの管理に関係している前後の工程も含めて，考えていただけるとよいのではないかと思われる．また，妥当性確認は対象となっているハザードと管理手段がきちんとつながるようなかたちで行う必要がある．

4. 当該企業の FSMS 発展のためのコメント

金秀バイオ(株)は，2005 年 12 月の ISO 22000 の登録審査の時点でかなり完成度の高いシステムを構築されており，食品安全に対する取組みもレベルの高いものであったという印象である．

しかしながら，ISO 22000 規格では継続的改善が要求されており，改善を行うのにこれで終わりということはない．改善への取組みは，自らの工夫で行っていくことも可能ではあるが，ISO 22000 規格には，改善へのきっかけを導き出すための情報を収集できる活動がいくつか用意されている．

そのような改善へのきっかけを導き出す活動としては，更新・検証などがある．更新・検証では，組織内外のあらゆる変更事項から，システムの活動状況への影響を検出し，そのことがハザード分析に波及する変更の必要性を確認することになる．システムの運用を開始されてしばらくの間は，安定性という観点から変更が少ない方が好ましいという考え方もあるとは思う．

しかしながら，改善のスピードを上げたいと思われるのであれば，むしろ，積極的に変更を行うような活動を展開するという考え方もある．例えば，製造技術の進歩は，管理手段の監視・測定をより容易にさせてくれるかもしれないし，手順の見直しを行うことで管理手段となっている工程が安定するようになるかもしれない．また，健康食品という分野を考えると新しい素材を使用し，新しい技術を開発しているため，常に新しい知見が出て問題を突きつけられる危険を含んでいる．このような改善への要求と新しいリスクに対応するためにも情報収集が非常に大きな役割を果たすと思われる．

　最後にOPRPとCCPの区分けについてであるが，これらの区別は必ずしも固定されたものではない．システム構築時にCCPと判定され連続監視が必要であると判断された管理手段であっても，その後の運用で安定していることが確認されれば，1時間ごとの確認でも良いと判断されるかもしれない．さらに安定していることが確認されて，CCPに要求されている監視測定を行わなくても管理できるのであれば，それはOPRPとして管理するという判断をすることもできる．更新や検証により，ハザード分析の見直しを行う際には，このような観点も入れて，積極的に改善を進めていただければ，さらに高次のシステム構築に取り組んでいただけると期待している．

株式会社アイケイ

> **事 例**

A. 認証取得企業：株式会社アイケイ

1. 概　要

社　　名	株式会社アイケイ（ジャスダック上場　証券コード 2722）
本社所在地	愛知県名古屋市
創　　業	1982 年 5 月 1 日
従業員数	100 名
年商規模	92 億（2006 年 6 月 1 日現在）
業　　態	通信販売代行業

　当社が行っている"通信販売代行業"とは，カタログ媒体を中心にした通信販売のことで，商品開発・選定，カタログの制作，商品受注，商品発送，代金回収，エンドユーザーからの問合せ対応までに至る一連の通信販売にかかわるオペレーションを代行している．

　顧客を有する法人や団体・組合等を経由して，その顧客に対して商品やサービスを提供する仕組みである．このビジネスは B to B・C（Business to Business・Consumer）に区分され，当社では"共生の仕組み"と呼んでいる．

あらゆる通販ソリューションにこたえる
　独自のマーケットを有するあらゆる企業とのコラボレーションが可能であ

ビジネスの流れ

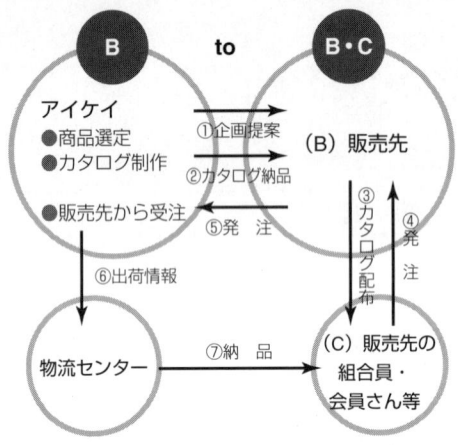

B
アイケイ
- ●商品選定
- ●カタログ制作
- ●販売先から受注

to

B・C
(B) 販売先

① 企画提案
② カタログ納品
③ カタログ配布
④ 発注
⑤ 発注
⑥ 出荷情報
⑦ 納品

物流センター

(C) 販売先の組合員・会員さん等

通信販売代行業とは，カタログを媒体とした通信販売で，商品開発・選定，カタログの制作，商品受注，商品発送，代金回収，エンドユーザーからの問い合わせ対応までに至る一連の通信販売に係るオペレーションを代行するものである．
このビジネスモデルは（B）to（B・C）に区分され，当社では"共生のしくみ"と呼んでいる．

る．当社の提供するサービス機能から個々のニーズに合わせてベストチョイスすることにより，オーダーメイドの通信販売スタイルが完成する．そのため新たな収益の柱として通信販売を行うことが可能である．

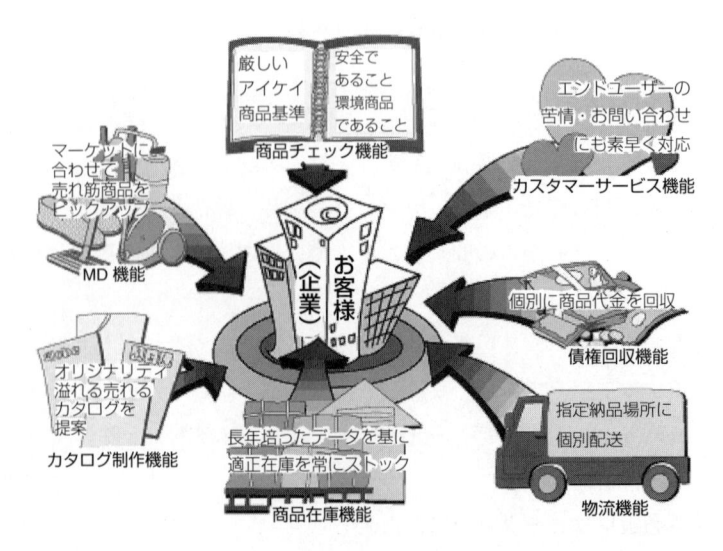

ソリューション図

- 商品チェック機能：厳しいアイケイ商品基準／安全であること環境商品であること
- MD機能：マーケットに合わせて売れ筋商品をピックアップ
- カスタマーサービス機能：エンドユーザーの苦情・お問い合わせにも素早く対応
- カタログ制作機能：オリジナリティ溢れる売れるカタログを提案
- 商品在庫機能：長年培ったデータを基に適正在庫を常にストック
- 債権回収機能：個別に商品代金を回収
- 物流機能：指定納品場所に個別配送

（企業）お客様

2. 経営理念

(1) ファンつくり

アイケイでは，リーディングカンパニーの最大条件を"ファンの多さ"と定義している．"ファンつくり"の順番は，次のとおりである．

・まず，社員がアイケイファンとなる
・次に，お客様・お取引先がアイケイファンとなる
・そして，株主各位がアイケイファンとなる

お客様と"ファン化"する重要なファクターとして，CS（Customer Satisfaction＝顧客満足）戦略を位置づけている．当社ではCSC（Customer Satisfaction Center＝お客様サービスセンター）が中心となって全体的なサービスレベルアップとお客様の期待を超えるサービスの提供に努めている．

(2) 環境良品の拡販

当社ではビジネスと地球環境との両立を目指すことで，このミッション（使命）を果たそうと努力している．具体的には環境良品の拡販とそれによるグリーンコンシューマー（環境に配慮した消費行動をする消費者）つくりを目指している．

この一環として，社業を通じての地球環境への貢献方法を具体的に明文化した"I.K地球環境政策"を策定し，社内的に統一した考えを共有している．また，この取組みが日常の業務の中で当たり前のようにP（Plan）→D（Do）→C（Check）→A（Act）のサイクルが回せるようにシステム化するため，2000年に"ISO 14001（環境マネジメントシステム）"の認証取得をした．

3. 商品管理

(1) 品質管理チーム

品質管理チームは，中で"仕様書グループ"と"品質管理グループ"の二つに分かれており，"仕様書グループ"は仕様書の内容チェック・保管を行う．

"品質管理グループ"は食品にかかわる法律の最新版の情報確認,当社取扱い基準の決定,新規取扱商品の事前検品など商品の品質にかかわる窓口,製造にかかわる問合せ,クレーム対応など商品の問合せ業務全般の対応を行う.

① 商品仕様書

商品についての基本情報・製造工程などを定めた,商品仕様契約書の位置づけで取扱いしている.商品掲載内定後,すべての商品について提出を義務づけている.

仕様書の記入内容については食品チームでチェックを行い,保管している.

② 商品検査体制

当社の商品検査室との位置づけで検査機関と契約をしており,新規取扱い商品については,ファルコライフサイエンス(株)で微生物検査等を行っている.

原材料調査表の例

階層	パーツ部位	原材料商品名	原材料一般名	原材料メーカー名
1-1	ケーキ	パールフラワー／薄力粉	小麦粉	日本製粉
1-2	ケーキ	フレッシュ80	生クリーム	豆印乳業
1-2-1	内訳原料	生乳	乳	
1-2-2	内訳原料	グリセリン脂肪酸エステル	グリセリン脂肪酸エステル	
1-2-2-1	内訳原料	ヤシ	ヤシ	
1-2-2-2	内訳原料	パーム	パーム	
1-2-2-3	内訳原料	菜種	菜種	
1-2-3	内訳原料	ショ糖脂肪酸エステル	ショ糖脂肪酸エステル	
1-2-3-1	内訳原料	ヤシ	ヤシ	
1-2-3-2	内訳原料	パーム	パーム	
1-2-4	内訳原料	バニラフレーバー	香料	三栄源
1-2-4-1	内訳原料	バニラ豆	バニラ豆	
1-2-4-2	内訳原料	アルコール	アルコール	

原材料及び添加物・遺伝子組換え・アレルギーに関する情報

品名：フレッシュ80

原材料及び食品添加物名	配合割合(%)	原料・構成物	製造メーカー	添加物仕様用途	基原原料	原産国	アレルギー物質（24品目）		
							含有物質名	表示の必要性	不要の場合その他の理由
乳	98.000%				乳	日本 北海道			
グリセリン脂肪酸エステル	0.700%	ヤシ パーム 菜種		乳化剤(キャリーオーバー)	ヤシ パーム 菜種	日本			
ショ糖脂肪酸エステル	0.600%	ヤシ パーム	三栄源	乳化剤(キャリーオーバー)	ヤシ パーム	日本			
香料	0.700%	バニラ豆 アルコール		香料	バニラ豆 化学合成品	日本			
計	100.000%								

上記原材料配合表に使用される原材料に牛脊柱
をはじめ牛に係わる原材料を使用しておりません．
以上のことを証明いたします．

平成16年6月23日
豆印乳業株式会社

原材料規格書の例

包材調査表

包材部位名	材質名	容器包装材質識別マーク区分	マーク表示の有無
トレー	ポリスチレン	プラ	有
トレー蓋	ペット	プラ	有
外箱	ボール紙	紙	有
一括表示	紙	紙	無
しおり	紙	紙	無
包装紙	上質紙	紙	無

(2) お客様サービスセンター

カスタマーサービスセンターとして平成11年に設置．新規商品については"商品事前検品"を行っており，お客様の視点で包装・表示チェックを行っている．

お客様問合せ，クレーム窓口として"商品仕様書"，"商品事前検品"の情報

によりスムーズに対応が可能である．

(3) 品質管理研究会

平成12年に発足した，当社と食品の取引関係がある主要企業12社より構成される勉強会である．"取引商品の更なる品質の向上"，"新しい品質管理の手法を学ぶ"などを目的として，年6回開催．最近のテーマは"トレーサビリティの進め方"，"クレームの分析"など．

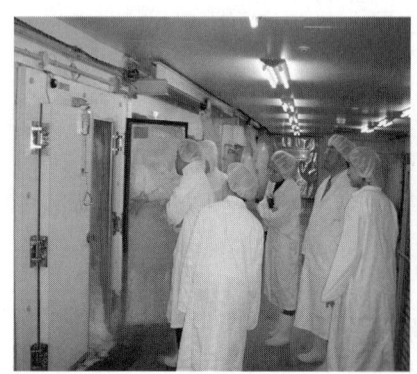

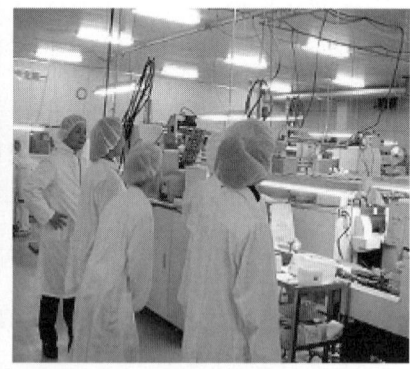

モデル工場見学会

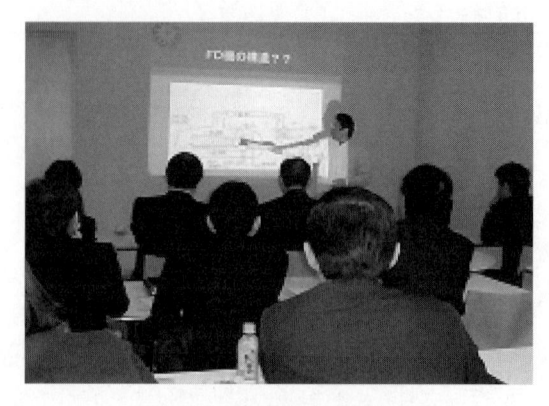

工場の品質管理の講義

(4) 仕様書勉強会

平成16年6月よりスタート．アイケイの仕様書を作成するにあたって注意事項，問合せの多い部分を中心に食品の法律最新情報も含め説明する勉強会．実地でパソコンを使い仕様書の作成を行うので，毎回5社程度が参加．既存取引先と新規取引先に分かれて毎月1回行っている．

4. 食品安全マネジメントシステム（ISO 22000）導入・認証取得の目的

(1) 食品事業の体質強化

食品の製造を行っているわけではないが，販売する企業の責任として，何か問題が起こってもメーカー任せにしない体質を確立したい．特に，商品を仕入れて販売する流通業として販売する商品の受入れ部分について管理していくシステムを確立しておく必要を感じた．

(2) 食品の通信販売代行業務の信頼向上

通信販売では商品を実際手にとって確認できないため，通常販売情報として事細かな情報まで掲載するが，いまだに誇大表示や粗悪な商品が横行しているのが実態である．当社では，通信販売を生業としている会社として，安全性への証明を ISO 取得という形で証明しておきたかった．

(3) 社員の食品安全意識の向上

当社は雑貨品の取扱いからスタートした会社であり，現在でも売上げの60％以上が雑貨品の取扱いである．食品と雑貨品とは発生するリスクの質が大幅に違ってくる．雑貨品であれば修理やリコールなど不良品でも直せばよい文化があるが，食品はそうはいかない．食品は何かあってからでは遅い．したがって，未然リスク防止活動が非常に重要になってくる．この未然防止の仕組みを食品事業の体質として確立したい．

(4) 業務の標準化・効率化

仕事では"ムリ・ムラ・ムダ"が効率を悪くし，クレームの発生しやすい環

境にすることから，はずしてはいけないポイント・コツを明確することで，生産性を上げ，社歴にかかわらず，はずしてはいけない業務を遂行できるようにしておく必要を感じた．

5. 認証取得のステップ

(1) FSMS 導入以前の活動

① 環境整備

アイケイでは"整理・整頓"を含めた7項目を"環境整備"として位置づけている．

"環境整備"とは，単なる"清掃"ではなく，ビジネスを進めるにあたっての人間教育を目指した仕事そのものであるという考え方のもと，毎朝8:40～9:00までを"環境整備"の時間としている．これは会社内にとどまらず，駐車場・周辺道路にまで及んでいる．基本姿勢は次の三つである．

I. 環境整備を会社繁栄の基本条件とする．
II. 社長以下，全員が参加する．
III. 環境整備とは，"規律"・"整理"・"整頓"・"清掃"・"節約"・"しつけ"・"継続"とする．

"規律"とは，決められたことはやる．約束は守る．ルールには従う．

"整理"とは，要らぬ物は捨てること．

"整頓"とは，定位置管理すること．

"清掃"とは，昨日よりきれいにすること．

"節約"とは，地球環境保全のこと．

"しつけ"とは，大きな声であいさつすること．

"継続"とは，やり続けること．

② 整理・整頓プロジェクト

合言葉は"直線・直角・垂直・平行・等間隔"としてスタート

目的は次の2点

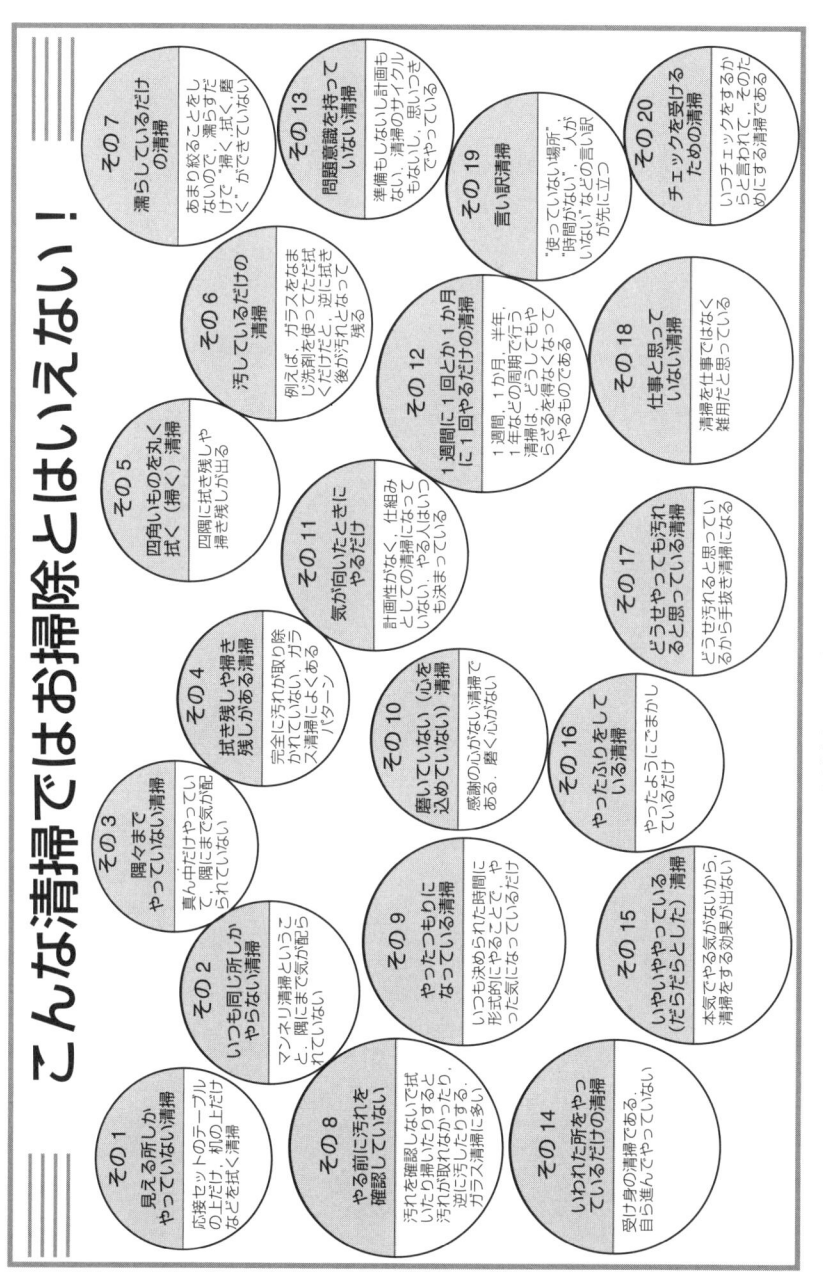

こんな清掃ではお掃除とはいえない！

その1　見える所しかやっていない清掃
応接セットのテーブルの上だけ、机の上だけなどを拭く清掃

その2　いつも同じ所しかやらない清掃
マンネリ清掃というと、隅にまで気が配られていない

その3　隅々までやっていない清掃
真ん中だけやっていて、隅にまで気が配られていない

その4　拭き残しや掃き残しがある清掃
完全に汚れは取り除かれていない。ガラス清掃によくあるパターン

その5　四角いものを丸く拭く（掃く）清掃
四隅に拭き残しや掃き残しが出る

その6　汚しているだけの清掃
例えば、ガラスをなめた洗剤を使ってふいただけだと、逆になって後が汚れとなって残る

その7　濡らしているだけの清掃
あまり絞ることをしないので、濡らすだけで、拭くができていない

その8　やる前に汚れた確認していない清掃
汚れを確認しないで拭いたり掃いたりすると、汚れが取れなかったり、逆に汚したりするので、ガラス清掃に多い

その9　やったつもりになっている清掃
いつも決められた時間に形式的にやることで、やったつもりになっている

その10　磨いていない（心を込めていない）清掃
感謝の心がない清掃である。磨く心がない

その11　気が向いたときにやるだけ
計画性がなく、仕組みとしての清掃になっていない。やる人はいつもやることになっている

その12　1週間に1回とか1か月に1回やるだけの清掃
1週間、1か月、半年、1年などの周期で行う清掃は、どうしてもやらざるを得なくなってやるものである

その13　問題意識を持っていない清掃
準備もしない計画もないので、清掃のサイクルもない、思いつきでやっている

その14　いわれた所をやっているだけの清掃
受け身の清掃である。自ら進んでやっていない

その15　いやいややっている（だらだらした）清掃
本気でやる気がないから、清掃をする効果が出ない

その16　やったふりをしている清掃
やったようにごまかしているだけ

その17　どうせやっても汚れると思ってやっている清掃
どうせ汚れると思っているから手抜き清掃になる

その18　仕事と思っていない清掃
清掃を仕事ではなく雑用だと思っている

その19　言い訳清掃
"使っていない場所"、"時間がない"、"人がいない"などの言い訳が先に立つ

その20　チェックを受けるための清掃
いつチェックをするかわからと言われて、そのためにする清掃である

こんな清掃ではお掃除とはいえない！

お掃除の効果

計画的になる
- 清掃をする人を割り振ることで計画能力が身に付く
- 時間管理をするようになり、時間のムダがなくなる
- 結果を気にするようになる
- すべての仕事を計画的に進めるようになる
- 漠然と仕事をすることがなくなる
- 仕事にメリハリが出てくる

コミュニケーションがよくなる
- 動かなかった上司が自ら動くようになる
- 口だけの指示ではすまなくなる
- 部下が理解しやすくなり信頼感が生まれる
- 上司と部下、正社員とパートの会話が生まれる
- 双方向のコミュニケーションになる
- 結果を導くプロセスに興味を持つようになる
- 清掃に関する情報交換が行われる

お客様に目を向けるようになる
- 私語がなくなる
- 接客が丁寧になる
- お客様のしてほしいことが分かるようになる
- お客様に対する気配りができる

創意工夫が生まれる
- 汚さない工夫をする
- 清掃のやり方を工夫する
- 研究心が出てくる
- 金をかけずに工夫するようになる
- 清掃以外でも工夫する姿勢になる

整理整頓で不必要なものがなくなる
- どこに何があるかわかる
- 1点1点見ることでムダがなくなる
- 探す時間が短縮する
- 在庫が正確に把握できるのでムダな在庫をなくせる
- 機会損失が減る
- ロス率が低下する
- 経費削減が行なえる

"気づき"が広がる（敏感になる）
- 汚さなくなる。汚れが気になり出す
- 今まで気にも止めなかった汚れが見えてくる
- 細かいホコリ、ゴミひとつにも敏感になる
- やった所が気になる
- 汚して欲しくなくなる
- 汚れているとを恥ずかしいと思うようになる
- ものを大切にするようになり、ものに対していたわりの気持ちが湧いてくる
- 商品、お客様などあらゆるものに"気づく"ことが多くなる

やる気が出てくく
- 清掃をやり終えた後、清々しい気分になる
- あいさつの声が大きくなる
- 笑顔が生まれ、職場が明るくなる
- 全員に達成感が出てくる
- 見てくれる人に感動を与える
- お客様に誉められる
- 前向きに仕事に取り組むようになる

お掃除の効果

I. 作業の効率化を図る
II. 仕事をする環境の即応体勢づくり
③ 事務所の整理
I. 事務所を整理する手順
    i. どこを・なにを（整理する場所・整理するものの明確化）
    ii. だれが（担当者を決める）
    iii. いつまでに（期日を決める）
    iv. 要るものとの要らないものを区別する
    v. 共有できるものは共有して使用する
    vi. どれだけ置くか（必要なものの数量を決める）
II. 整理の実践
    ＜通路＞
    ・人の動線上に置かれた物は撤去する．
    ・いすを使用しないときは机に納めておく．
    ・テプラを使い定位置管理
    ＜書類＞
    ・何か月も見ることがなかった書類は思いきって捨てる．
    ・書類がむき出し・平積みのものはファイリングして保管する．
    ・背表紙は番号制又はテープで定位置管理
    ・ファイルのサイズにかかわらず棚の一番前端でそろえる（奥にストッパーを入れる）．
    ＜書棚＞
    ・書棚から書籍やファイルがはみ出していない（むき出し厳禁）．
    ・平積み厳禁
    ・同類のファイルが3冊以上になったらBOXへ収納
    ・書棚の上をものの置き場にしない．
    ＜文房具＞
    ・必要な文房具とその数量を会社や部署単位で決める．

<机>
- 仕事に関係のない私物や食料品は置かない．
- 終業時に机の上の書類やメモはかたづけ，仕事をやりかけた状態にしない．
- 一番上の引出し（文房具類）はウレタンマットで定位置管理

<パソコン>
- 不要なファイルは削除して見やすく・探しやすくする．
- メールは容量オーバーにならないよう定期的に削除する．
- モニタ画面に付せんやシールをはらない．

<傘立て>
- 基本的に雨の日にだけ傘立てを使用することとし，毎日持ち帰る，もしくは個人で管理する．
- 晴れている日にいったん置き傘を処分する．

<冷蔵庫>
- 保存するものに名前が書いてあること，賞味期限がきれていないことを定期的にチェックして不要なものは破棄する．

<ゴミ>
- 個人で使用するゴミ箱は終業時に中身を捨てる．
- 事務所内のゴミは一日一回社内のゴミ集積箇所に集めて，決められた各ゴミの収集日に捨てる．

④ チーム対抗整理・整頓大会

チームごとに楽しく"整理・整頓"できるようにゲーム形式で行う．

全社員・各チームごとに社内の対象区域を割り振り，2か月後に一次審査発表，3か月後に総合結果を発表・表彰

賞品は　優勝チーム：1万円付き1日お休み券
　　　　準優勝　　：3000円付き半日お休み券

株式会社アイケイ 195

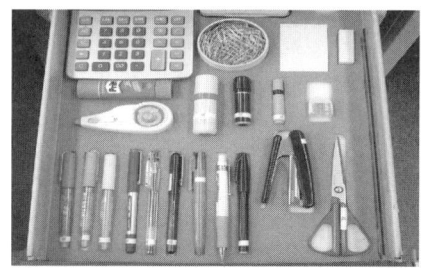

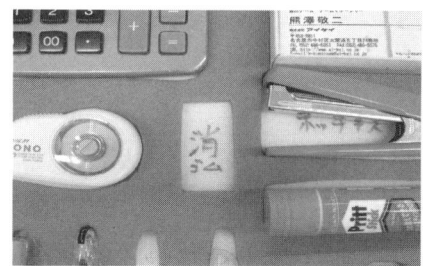

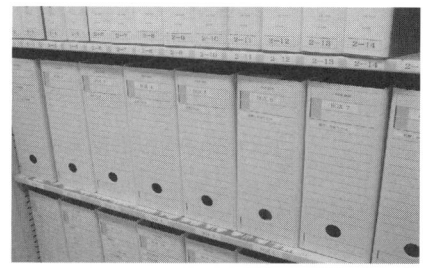

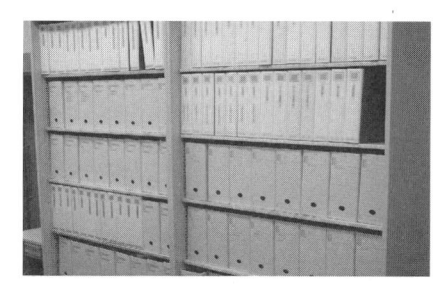

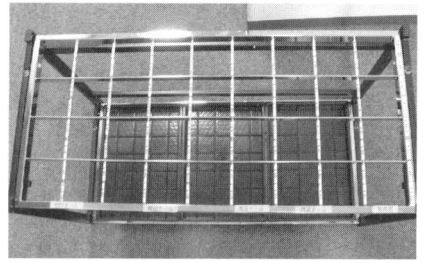

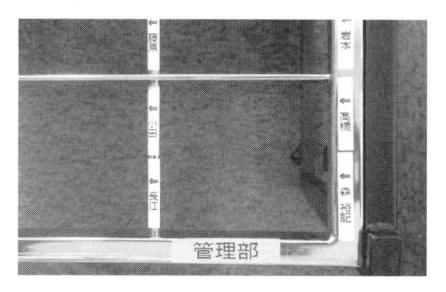

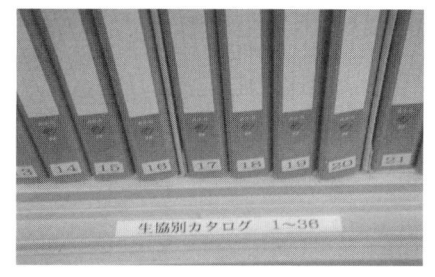

整理・整頓例

⑤ 業務改革プロジェクト

業務改革の目的

i. "ムリ・ムラ・ムダ"を省き効率化

チーム内・チームをまたがった重複した仕事はないか？

ii. 暗黙知を明文化．やるべき仕事を明確にする．基本を押さえる．

新人メンバーでも一定以上のレベルで仕事がこなせる仕組み．

業務改革は顧客満足と同じで，ここまででよいという目標は設定できない．顧客の要求に合わせて，常によりよいものに改革していく必要がある．

ISO 22000 の取得準備と合わせて，1年目では下記2項目について業務改革を行った．

一．現状把握として仕事の整理・整頓．

二．ネットワーク内の整理・整頓と各種打合せの議事録化．

iii. 仕事の整理・整頓→"業務マニュアル"の作成

業務マニュアルとは"適正化された業務手順書"のことであり，

一．経営の基本方針や価値観を明確にして，

二．個々の業務は期待されるレベル（水準）で遂行されるように，具体的な実施事項・手順・要求水準（期待レベル）・ポイント（コツ）を記述して，

三．業務遂行者が独自に学習したり，上長がOJT（現場教育）をするときの基本となりうる"業務手順書"のことと定義した．

iv. "業務マニュアル"作成にあたっての注意点

一．業務とマニュアルの体系が明確になっていて

二．業務の遂行にあたって，業務の最低水準が明確にされ，

三．能力や経験などから業務遂行者を区分してとらえ，段階的・階層的に記述され，

四．様式が統一され，

五．バインダー方式・小冊子など形態が統一され，

　六．図表やイラストなどを用いて分かりやすく記述され，

　七．担当者の上長をはじめ何人かに承認を受けて登録されるものであるとした．

v. 業務マニュアル作りのポイント

　一．業務の内容

　　業務を完遂するために，必ず実行しなければならない内容
　　"何をするのか？"

　二．ポイント・コツ

　　業務の実施にあたってカギとなるところ
　　"どのようにするのか？"

　三．レベル

　　ポイント・コツの達成基準・判断基準
　　"どこまで，どの程度まで行うのか？"

vi. 業務マニュアル作成を行って

　社員からはスタート当初通常業務を行いながらの業務マニュアルつくりとなるため，反発も多かった．しかしながら，チームごとの業務範囲が明確になり，重複した業務を洗い出した結果，チームごと，担当ごとの作業が明確になったことで気持ちよく，効率よく作業が進められ，仕事時間の短縮（生産性のアップ）につながった．社歴に関係なく，最低限の業務をこなせるようになり，問合せ対応がスムーズになり，クレームが減少した．

　また，新人社員の教育ツールとして利用できる効果も大きい．

vii. ネットワーク内の整理・整頓と議事録化

　書類や帳票類は目に見えて管理できるので整理・整頓の意識があるが，ネットワーク上で管理するデータ類はどれくらい保管させているのか（量・期間）意識して考えないと整理・整頓ができない．また，タメ過ぎるとパソコンの動きが遅くなったり，最悪新しい情

事例編

電話マニュアル例

	業務の内容	ポイント・コツ	レベル
1	受話器を取る	すぐに左手で取る メモを手元に	ベル2回以内
2	社名,所属部署を名乗る	"はい,アイケイ,CSCチームでございます"とハッキリ	社名,所属部署
3	相手を確かめる	社名,所属部署,氏名を聞く	氏名はフルネーム
4	用件を聞く	名指し人を聞く 具体的な内容	
5	不在をわびる	"誠に申し訳ございません。○○は,あいにく,席をはずしておりまして"	
6	伝達方法を決める	"おさしつかえなければ,かわりに私がお伺いいたしますが…"又は,"それでは,戻り次第△△様にお電話させていただきます"	
7	確認のため再度名乗る	"私,CSCチームの◇◇と申します"	所属部署,氏名(姓)のみ

報と古い情報の区別がつかなかったり,業務推進上多くの"ムダ・ムラ"が発生する.業務改革をするにあたって管理の必要がないデータ類の"整理・整頓"(いらないものは捨て,必要なものは定位置管理する)を行った.

食品安全ではずせないのが工程の記録管理.重要な意思決定の会議においても,参加メンバーの認識の違いが発生したり,会議を始めるにあたって,まず前回の会議内容のおさらいからスタートするようなムダな時間が発生していた.製造工程だけでなく,流通業であっても業務を進めるにあたって打合せや会議などのコミュニケーションの記録は生産性を高め,参加メンバー共通の認識とする必要不可欠な業務である.したがって,チーム内・チーム間にかかわらず,すべての会議で議事録をとることとした.

会議進行にあたっては,司会進行者・議事録担当を決めて各自が記録をとること.議事録は当日又は翌日にはデータアップし,参加

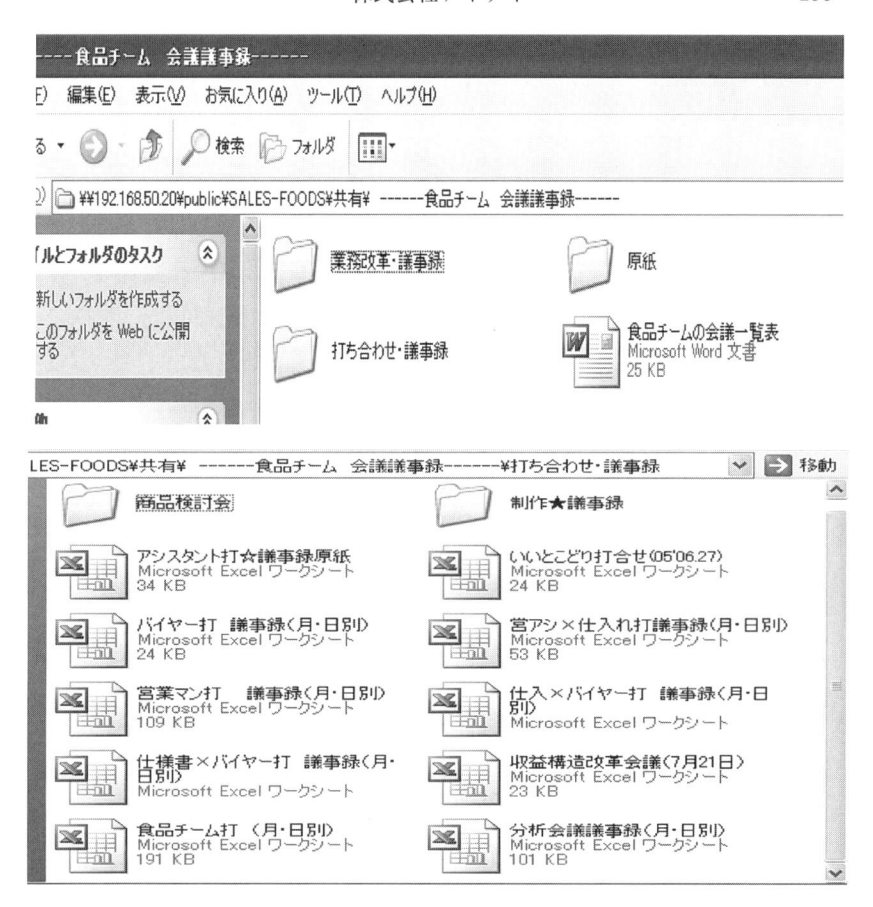

フォルダ保管例

　　メンバーにメール伝達することとした．
viii. ネットワーク内の整理・整頓と議事録化を行って
　　参加メンバーがメモをとることより討議することに集中できる環境になり，認識の違いや前回会議での課題の漏れがなくなり，また，過去の事例や結果の検索が容易になり，仕事の生産性が高まった．
　　業務改革プロジェクトをスタートして現状把握しながら重複した仕事・データ類の"整理・整頓"から着手したことがISOのマニ

ュアルを作成するにあたっての素地作りになり，ムダなくムリなくISOのマニュアルつくりにスライドできた．

⑥ 食品安全チームメンバーの編成

ISOの取得にあたって一番初めに行ったことが，食品安全チームのメンバーを選定することある．今回は認証取得の推進を兼任することになるので，食品業務のメンバーから選抜した5名（食品チームより3名・品質管理チームより2名）と契約したコンサルタント1名の合計6名で組織した．社内で選抜されたメンバーは社長から任命され，社長直轄の組織とした．

⑦ ISO 22000 認証取得キックオフ

2004年12月1日の社内全体会議で社長がISO 22000の認証取得を宣言．その他全社員に伝えた内容は下記のとおり．

I. 食品安全チームメンバーの発表
II. ISO 22000 認証取得の目的
III. 認証取得のスケジュール
IV. 食品業界の現状認識
V. これからの食品事業について

⑧ 審査機関の選定

ISO 14001の認証取得をしていたこともあり，当初はISO 14001の審査機関に審査を打診したが，ISO 22000がDIS（Draft International Standard）の段階[*]だったこともあり，対応が遅く審査機関としても情報の整備がされていなかったため，複数にわたり審査機関に聞き取り調査を行った結果，LRQAジャパンに決定．審査機関の考え方や情報量などが決め手になった．

注[*] ISO 22000 の認証取得を推進するにあたって2005年1月の段階ではISO 22000（DIS）しかなく，ISO 9001の構造解析・HACCPの構造解析，社内文書類の洗い出しを行いながら用語の定義を共通のものにするために多くの時間を割いた．

⑨ 認証取得キックオフから審査までのスケジュール

2005年 1月〜　　　ISO 9001の勉強会
　　　　　　　　　ISO 22000（DIS）の構造解析など

3月〜	トップインタビュー（社長への聞き取り調査） HACCPの構造解析 ハザード分析のための調査（業務プロセス確認） 社内文書類の洗い出し ISO 22000（FDIS）の構造解析など
6月〜	ハザード分析 ISO 9001の要求事項の検討 用語の定義の決定（特にCCP・OPRP） ISO 22000の原案の完成など
8月〜	内部監査員研修の実施 外部委託先ISO 22000研修会の開催 全社員研修の実施 内部監査の実施 マネジメントレビューの実施
10月6, 7日	ステージ1審査（文書審査）
11月1, 2日	ステージ2審査（実地審査） テクニカルレビュー（審査内容・審査員の審査）
12月 16日	LRQAジャパンにてISO 22000認証取得

⑩ 食品安全チームメンバーの共通認識

　食品安全チームメンバーの認識のズレをなくすため，下記の質問事項で共通の顧客・製品・長所・短所を洗い出した．

　〜考え方を整理しましょう〜

　・食品事業にとってのお客様はだれですか？

　・商品とは何ですか？

　・お客様から求められていること・あえて言われないが期待されていること・してほしくないと思われていることは何ですか？

など

⑪ 食品安全方針の決定

トップマネジメント（社長）が作成するISO 22000においてすべての行動の基本となるものがこの"食品安全基本方針"のポジション．この方針に従い，目標が設定される．

食品安全方針

経営理念

"ファンつくり"

わたし達は事業形態"通信販売代行業"というフードチェーンの中で展開する食品事業において，下記に定める"食品安全方針"を順守して，一人でも多くのお客様にファンになってもらえる企業を目指します．

(1) A・B・C ＜All Better Change…完璧は目指さずできるところから着手し，すべてのものを常によりよい方向に変えていくこと＞を考え方の基本とします．

(2) 絶対品質は3点だけ．①安全であること②環境良品であること③おいしいこと
　　この3点を品質の基本とします．

(3) 食品関連法令・規制はもとより，社内的にも定められたI・K地球環境政策を順守し，永続可能な社会づくりに貢献します．

(4) 毎年設定する経営方針をもとに目的・目標を設定し，プロジェクト計画書で進捗状況を確認しながらシステムの継続的改善に取り組みます．

以上を食品安全方針と定め経営計画発表時に基本政策の一つとして社内外に公表します．

2005年10月6日

株式会社アイケイ

飯田 裕

⑫ 食品安全マニュアル（FSMS）の作成

FSMS の作成にあたって ISO 22000 の構造解析を行った結果，"設計・開発" "購買" の要求事項がないため，ISO 9001 の要求事項の 7 章 2～4 までを適用規格として盛り込んだ．流通業として仕入商品や，オリジナル商品の設計・開発を行っているため，この ISO 9001 の 7 章 2～4 の部分については必須と思われる．

■ここでは，食品安全マネジメントシステムを整える上で用いた国際標準・規格などを示します．

■今回用いた国際規格には，最低限押さえることが要求されている仕事のポイント
　（以下 "規格要求事項" とします．）が明記されています．
その要求事項を踏まえた食品安全マネジメントシステムとすることで，食品安全を確実に管理できる体制をつくり，世界に通用する食品事業の仕組みを目指していきます．

■適用した国際規格は，以下のとおりです。

1．ISO 9001:2000（7 章の 2～7 章の 4）
2．ISO 22000:2005（全体を適用）

目次

ページ

発行・改訂履歴一覧表 ……………………………………………………… xx

はじめに ……………………………………………………………………… xx
0. 本マニュアルについて ………………………………………………… xx
I. 適用範囲 ………………………………………………………………… xx
II. 適用規格 ………………………………………………………………… xx
III. 用語の定義 ……………………………………………………………… xx
IV. 食品安全マネジメントシステムの概要 ……………………………… xx
   1. 食品安全マネジメントシステムの原則 ………………………… xx
   2. 食品安全方針 ………………………………………………………… xx
      2.1 食品安全方針の策定 ………………………………………… xx
      2.2 食品安全方針の周知 ………………………………………… xx
      2.3 食品安全方針の外部への提供 ……………………………… xx
      2.4 食品安全方針の見直し ……………………………………… xx
   3. 食品安全マネジメントシステムの計画 ………………………… xx
   4. 業務の推進 …………………………………………………………… xx
      4.1 顧客関連のプロセス ………………………………………… xx
         4.1.1 製品に関する要求事項の明確化 ……………………… xx
         4.1.2 製品に関する要求事項の確認 ………………………… xx
         4.1.3 お客様とのコミュニケーション ……………………… xx
      4.2 設計・開発 …………………………………………………… xx
         4.2.1 バイイング ……………………………………………… xx
         4.2.2 プランニング …………………………………………… xx
         4.2.3 オリジナル商品 ………………………………………… xx
      4.3 購買 …………………………………………………………… xx
         4.3.1 購買プロセス …………………………………………… xx
         4.3.2 購買に関する情報 ……………………………………… xx
         4.3.3 購買製品の検証 ………………………………………… xx
   5. 安全な製品を提供する仕組みの確立 …………………………… xx
      5.A.1 オリジナル商品の管理プロセスの考え方 ……………… xx
      5.A.2 委託先工場の一般的な衛生管理 ………………………… xx
      5.A.3 食品安全ハザード分析の準備 …………………………… xx
      5.A.4 ハザード分析 ……………………………………………… xx

      5.B.1 "商品としての食品を取り扱うプロセス管理"の考え方 ……… xx
      5.B.2 業務マニュアル …………………………………………… xx
      5.B.3 食品安全ハザード分析の準備 …………………………… xx
      5.B.4 ハザード分析 ……………………………………………… xx
      5.B.5 重要管理工程の確立 ……………………………………… xx

5.B.6　最重要管理工程計画書の確立 ……………………………… xx
　6.　安全な製品を提供する仕組みの運用 ………………………………… xx
　7.　トレーサビリティシステム …………………………………………… xx
　8.　安全な製品を提供する仕組みの検証 ………………………………… xx
　　8.1　検証計画 …………………………………………………………… xx
　　8.2　個々の検証結果の評価 …………………………………………… xx
　9.　安全な製品を提供する仕組みの不適合管理 ………………………… xx
　　9.1　修正 ………………………………………………………………… xx
　　9.2　不適合への対応 …………………………………………………… xx
　　9.3　回収 ………………………………………………………………… xx
10.　業務の推進を支える基本的事項 ……………………………………… xx
　　10.1　推進体制及び責任・権限の明確化 …………………………… xx
　　　10.1.1　推進体制 …………………………………………………… xx
　　　10.1.2　責任及び権限 ……………………………………………… xx
　　10.2　コミュニケーション …………………………………………… xx
　　　10.2.1　外部コミュニケーション ………………………………… xx
　　　10.2.2　内部コミュニケーション ………………………………… xx
　　10.3　資源の運用 ……………………………………………………… xx
　　　10.3.1　人的資源 …………………………………………………… xx
　　　10.3.2　インフラストラクチャー及び作業環境 ………………… xx
　　10.4　文書管理 ………………………………………………………… xx
　　　10.4.1　文書化に関する原則 ……………………………………… xx
　　　10.4.2　文書管理の手順 …………………………………………… xx
　　10.5　記録管理 ………………………………………………………… xx
　　　10.5.1　記録管理の原則 …………………………………………… xx
　　　10.5.2　記録管理の手順 …………………………………………… xx
　　10.6　緊急事態に対する備えと対応 ………………………………… xx
11.　内部監査 ………………………………………………………………… xx
　　11.1　内部監査の目的 ………………………………………………… xx
　　11.2　監査プログラムの計画 ………………………………………… xx
　　11.3　被監査部署の対応 ……………………………………………… xx
12.　食品安全マネジメントシステムの改善 ……………………………… xx
　　12.1　改善の原則 ……………………………………………………… xx
　　12.2　管理手段の組み合わせの妥当性確認 ………………………… xx
　　12.3　モニタリング及び測定の管理 ………………………………… xx
　　12.4　検証活動の結果の分析 ………………………………………… xx
　　12.5　食品安全マネジメントシステムの更新 ……………………… xx
　　12.6　社長によるシステムの見直し ………………………………… xx
　　　12.6.1　見直しの原則 ……………………………………………… xx
　　　12.6.2　見直しに必要な情報 ……………………………………… xx
　　　12.6.3　見直しによる意思決定及び処置 ………………………… xx

I. ISO 9001 の要求事項との対比

- 4. 業務の推進 ·· xx
- 4.1 顧客関連のプロセス ·· xx
  - 4.1.1 製品に関する要求事項の明確化 ·· xx
  - 4.1.2 製品に関する要求事項の確認 ·· xx
  - 4.1.3 お客様とのコミュニケーション ·· xx

```
          ┌─── ISO 9001 の要求事項 ───┐

   ┌──────────────────────────────────────┐
   │ 7.2 ⇒顧客関連のプロセス              │
   │                                      │
   │ 7.2.1…製品に関連する要求事項の明確化 │
   │ 7.2.2…製品に関連する要求事項のレビュー│
   │ 7.2.3…顧客とのコミュニケーション     │
   └──────────────────────────────────────┘
```

- 4.2 設計・開発 ·· xx
  - 4.2.1 バイイング ·· xx
  - 4.2.2 プランニング ·· xx
  - 4.2.3 オリジナル商品 ·· xx

```
          ┌─── ISO 9001 の要求事項 ───┐

   ┌──────────────────────────────────────┐
   │ 7.3 ⇒設計・開発                      │
   │                                      │
   │ 7.3.1…設計・開発の計画               │
   │ 7.3.2…設計・開発へのインプット       │
   │ 7.3.3…設計・開発からのアウトプット   │
   │ 7.3.4…設計・開発のレビュー           │
   │ 7.3.5…設計・開発の検証               │
   │ 7.3.6…設計・開発の妥当性の確認       │
   │ 7.3.7…設計・開発の変更管理           │
   └──────────────────────────────────────┘
```

- 4.3 購買 ·· xx
  - 4.3.1 購買プロセス ·· xx
  - 4.3.2 購買に関する情報 ·· xx
  - 4.3.3 購買製品の検証 ·· xx

```
          ┌─── ISO 9001 の要求事項 ───┐

   ┌──────────────────────────────────────┐
   │ 7.4 ⇒購買                            │
   │                                      │
   │ 7.4.1…購買プロセス                   │
   │ 7.4.2…購買情報                       │
   │ 7.4.3…購買製品の検証                 │
   └──────────────────────────────────────┘
```

II. 安全な製品を提供する仕組みの確立

当社で管理すべき業務について，①"仕入れで販売する商品の業務"②"販売元アイケイとして販売する商品の業務"とは管理すべき業務内容や起こりうるハザード内容が違うことから各々マニュアルを作成した．

- 5.A.1 オリジナル商品の管理プロセスの考え方 ………………………… xx
- 5.A.2 委託先工場の一般的な衛生管理 …………………………………… xx
- 5.A.3 食品安全ハザード分析の準備 ……………………………………… xx
- 5.A.4 ハザード分析 ………………………………………………………… xx
- 5.B.1 "商品としての食品を取り扱うプロセス管理"の考え方 ………… xx
- 5.B.2 業務マニュアル ……………………………………………………… xx
- 5.B.3 食品安全ハザード分析の準備 ……………………………………… xx
- 5.B.4 ハザード分析 ………………………………………………………… xx
- 5.B.5 重要管理工程の確立 ………………………………………………… xx
- 5.B.6 最重要管理工程計画書の確立 ……………………………………… xx

⑬ ハザード分析

ハザード分析には今の仕組みの弱い部分を明確にして強化する"未然防止活動"である．食品にかかわる部分だけではなく業務すべてを対象にハザード分析を行った．

ハザード分析評価特定表

業務フロー					管理手段の区分			手順		ハザードの分類			ハザードの評価				評価区分		
	プロセスNo.	担当	既存の管理手段（仕事の進め方）	関連文書・記録名称	業務上の課題が見られる	法規制・顧客要求がかかわる	食品安全のために不可欠な手順	どんな食品安全上の影響が想定されるか	その食品安全上の影響を引き起こす要因・原因は何か（潜在する食品安全ハザード）	物理的	化学的	生物的	発生の可能性	結果の重大性	評価点	協議結果	必須管理工程	重要管理工程	区分の根拠・理由

HACCPの見方であれば①生物学的，②化学的，③物理的となるが，ISO 22000は業務の流れすべてが対象となるため，例えば包材や保管，物流など業務すべてを確認しなければならない．

⑭　内部監査の手引き

将来的には，お取引先様と協力しあい，ともに連携して，このISO 22000の取組みを拡大し，当社とお取引先様相互で食品安全内部監査を実施できる仕組みを構築していきたい．

そのためにはお取引先様と共通の内部監査の物差が必要であり，非常に重要なものとなる．したがって"内部監査の手引き"は別途作成した．

【監査員に任命されたあなたへ…】

　システム管理責任者又は食品安全チームリーダーから監査員として任命されたあなたは，マネジメントシステムのPDCAサイクルの"C—チェック"のステップの集大成である内部監査の実施という大役を担うことになりました．

　内部監査の結果は，経営層によるシステムの見直しに使用する情報の中でも最も重要なものです．なぜならば，システムの運用状況が内部監査によって的確に経営層に上がるかどうかで，PDCAサイクルの循環が大きく左右されるからです．

　この"**内部監査の手引き**"は，内部監査を段取りよく実施するため，監査の準備から終了までの各ステップを，それぞれの段階で使用する文書の記入方法・記入例を交えながら解説したものです．

　この手引きをよく読み，監査の手順でわからない部分は事前に解消しておきましょう．また，内部監査の重要性を自覚し，正しい監査を実施するよう心がけてください．

内部監査の考え方 (1)

I. 食品安全相互監査のメリット
    i. 監査の公平性・独立性の確保
    ii. 参加各社で情報の共有化・レベルアップ
    iii. より広い範囲でフードチェーンをカバーできる
    iv. ISO 22000の自己宣言がしやすい

株式会社アイケイ

| 監査日時： | 監査員氏名： | 監査対象チーム： |

各チーム共通

食品安全マニュアル該当項番	チェック項目（事前記入）		監査記録（監査時記入）	
	監査事項・観察のポイント	監査の方法	確認できた内容（具体的事실）	評価
2.2 食品安全方針の周知	チーム内での食品安全の周知をどのように行っているか	・チームマネージャー，メンバーへのインタビュー		
4.3.1 購買プロセス (2)(3)(4)	購買先の評価，再評価について該当する購買先について食品安全マニュアルの規定に沿って実施しているか	・各チームに応じた購買先について，"購買先評価表"で確認		
4.3.2 購買に関する情報 4.3.3 購買製品の検証	購買先に対して，各チームとして順守を求める事項を伝達し，かつそれが守られたかどうか確認しているか	・"契約書""覚書""注文書"などの提示を求め，どのように伝達し，確認しているかインタビュー		
5.B.2 (2) 業務マニュアル	各チームの業務マニュアルが作成され，チームマネージャーにより承認されているか	・業務マニュアルの作成日等を確認		
5.B.3～4 食品安全ハザード分析の準備～ハザード分析	ハザード分析及び評価が，食品安全マニュアルの規定どおりに実施しているか	・食品安全マニュアルの手順に沿って"ハザード分析・評価表"が作成され，評価内容が適切かチームマネージャーと共に確認		
5.B.4 (2) 業務改善活動計画の策定	ハザード分析の結果，"業務上の課題が見られる"とされた事項について，プロジェクト計画書を用いて目標設定がされているか	・"プロジェクト計画書"の内容，進捗，各チームMへの周知をチームマネージャーに確認（特に監査員には，食品安全との結びつき"ファンづくり"を説明すること）		
5.B.5 重要管理工程の確立	ハザード分析の結果，重要管理工程とされた工程があれば，その管理手順を文書化しているか	・当該プロセスについて，管理手順書に該当するものがあるか，ある場合はその手順どおりに仕事が行われているか関連記録に基づき確認		
5.B.6 最重要管理工程計画書の確立	ハザード分析の結果，最重要管理工程とされた工程があれば，食品安全マニュアルの規定どおりに対応されているか	・"最重要管理計画書"の内容を確認［マニュアル(1)～(4)の内容が網羅されているか］		
9.2 不適合への対応	本マニュアルで，規定した事項から逸脱した場合の対応がされているか	・規定した事項からの逸脱の有無について確認し，あった場合にどのような対応を行ったかを確認		
10.2.2 内部コミュニケーション	全体会議で食品安全マニュアルの見直し報告が実施されているか	・チームマネージャー，メンバーへのインタビュー		
10.3.1 (2) 力量・教育及び訓練	業務品質向上を目的として，各チームでどのような教育訓練を実施しているか	・日常の実務訓練についてチームマネージャーへのインタビュー ・議事録，レポートなどの記録		
10.4.2 文書管理の手順 (6)	外部文書に該当するものがあるか，ある場合は最新版管理をどのように行っているのか	・該当する外部文書があるか確認し，最新版かどうか，また誰がどのように最新版に保つのか手順を確認		
10.5.2 記録管理の手順	記録の保管，検索，廃棄等について，食品安全マニュアルの規定どおり実施されているか	・当該チームが管理する記録を一つサンプリングし，各チームマネージャーにその記録の管理状況についてマ		

内部監査の考え方 (2)

購買先評価表(1回/年の見直し)　【仕入先】

承認	作成

法人名	
取引先内容	製品　業務　内容　物流業務全般

評価方法：評価項目ごとに
A：よくできている　　B：できている
C：あまりできていない　D：まったくできていない
にて評価し，評価項目に該当しない場合は　／　を記入します

	No.	評価基準	年度 自己評価	アイケイ確認欄	備考
新規取引・評価	1	アイケイの取扱い・表示基準が理解できている	A B C D	A B C D	
	2	コンプライアンスの方針・体制がある	有□　無□	有□　無□	
	3	取扱商品について出荷記録がある	A B C D	A B C D	
	4	取扱商品について製造メーカーまで管理できている	A B C D	A B C D	
	5	価格対応力がある	A B C D	A B C D	
	6	法人組織である	A B C D	A B C D	
	7	発注・納品のルールを理解している	A B C D	A B C D	
	8	商品供給能力がある	A B C D	A B C D	
再評価(継続評価)	9	仕様書の内容が正確である	A B C D	A B C D	
	10	仕様書の内容を理解しており，作成が迅速である	A B C D	A B C D	
	11	仕様変更・終売の連絡が3か月前までに報告ができている	A B C D	A B C D	
	12	クレーム対応が的確で迅速である	A B C D	A B C D	
	13	クレーム発生率が基準以内である（　　　PPM）	A B C D	A B C D	
	14	問い合わせに対して迅速・適切な対応をしている	A B C D	A B C D	
	15	商品提案が積極的である	A B C D	A B C D	
	16	発注・納品のルールを遵守している	A B C D	A B C D	
	17				
	18				
	19				

※新規取引の場合の評価は　No.1〜13 にて評価します

※再評価(継続評価)の場合は　No.12〜19 にて評価します

A (よくできている)	
B (できている)	
C (あまりできていない)	
D (まったくできていない)	
Dが1個以上又はCが4個以上ある場合の評価・理由	
評価者・日時	
食品安全チームリーダー　日時	

評価基準
Dが1個もない：今後とも取引を継続する
Cが4個以上：今後の取引について担当役員(又は社長)の承認が必要
Dが1個以上：今後の取引について担当役員(又は社長)の承認が必要
　※評価が上記基準外の場合でも(社長)指示がある場合は，(社長)指示を優先する。

⑮　購買先評価表

新規取引・既存取引で評価項目を作成．年1回契約書更新時・新規取引開始にあわせてこの評価表を使用．相互の基準や考え方の違いからくる安全基準のレベル格差をなくすため，一方方向のチェックでなく，相互での評価を実施（自己評価）．

⑯　認証取得審査を終えて

LRQA ジャパンとしても日本で初めての ISO 22000 認証取得審査であったが，ここでは文書審査の指摘事項も含めて感じたことをお伝えする．

I．最終消費者（エンドユーザー）の立場に立った仕組みである．

食品の製造部分だけでなく，包材や保管・物流温度など HACCP ではどうしても製造部分に偏りがちだったがフードチェーン全体を押さえることのできる仕組みである．

II．規格要求事項の確認は最低限の確認事項である．

規格要求事項だけに適合していればいいのではなく，ISO 22000 という規格に振り回されず自社の社業に合わせて仕組みをつくる必要がある．当社では ISO 9001 の7章を追加して利用した．

III．外部の人員の力を積極的に活用することを推奨．

しかしながらどんなスキルがあり，どの範囲で利用するのか明確にしておかなければならない．

IV．ISO 22000 は食品安全にとどまらず経営ツールとして"事業品質"の向上効果もある．

⑰　FSMS 認証取得の効果

I．業務の流れが明確になり，記録をとるクセがついたこと．また，社員の食品安全への意識は格段に向上した．

II．営業ツールとして非常に有効であった．製造メーカー並みかそれ以上に食品の品質管理にこだわり，安全な商品を提供するという当社の企業姿勢を理解いただき，新規取引をいただく企業が増えた．

(2) FSMS認証取得後の活動

　ISO 22000とISO 14001との統合システムの構築を行っている．以前は各ISOに推進チームがあり，進め方などもバラバラで社員が混乱しかねない状況でした．会社全体で一つのPDCAの輪を回していたのを各チーム単位でPDCAを運用し，チーム内の自己統制による運用スタイルにしていこうと統合を進めている．

(3) 今後の課題

　ISO 22000が誕生してまだ1年足らずであり，商品を仕入れさせていただく食品製造メーカーからは細かいことにうるさい会社だと思われているようだ．繰り返すが，食品というジャンルの商品は修理やリコールがきかない．消費者に近い流通業という立場から，より上流（製造メーカーや物流）に対してもっと品質の要求をしながら，もっと製造メーカーを巻き込んで品質レベルを一緒に上げていく必要があると感じている．

B. コンサルタント機関：株式会社知識経営研究所

1. 概　　要

　株式会社知識経営研究所は，2000年10月設立のシンクタンク＆コンサルティングファームである．業務は，コンサルティングのほか，研修，システム診断・第三者評価，受託調査等を行っている．コンサルティングは，民間企業・地方自治体に対する経営情報・環境・品質・情報セキュリティ・労働安全衛生等，目標管理，事業評価，経営計画等にかかわる各種のマネジメントシステムの導入や運用，改善支援などである．食品安全に関するコンサルティングも，そのうちの一つである．

2. コンサルティング方針

2.1　サポート方針

　ISO規格を用いた組織運営のお手伝いに縁あって携わり，はや10年近く経つ．ISOによるマネジメントシステム規格は，このお仕事をさせていただいた当初に認証取得活動が花盛りだった品質を始め，環境・情報セキュリティ・食品・苦情対応と多岐にわたって発効されるに至っている．切り口は異なるが，いずれもマネジメントシステム規格であるというところで，根っこは一緒である．こうした考えを前提として，今回ISO 22000の導入のお手伝いにあたり，次の3点を基本的な方針とした．

方針1："マネジメントシステム"というヨコモジを正しくつかむ
　ISO規格による"マネジメントシステムの構築"を，"規格要求事項に沿ってシステムを組み立てる"というイメージでとらえていらっしゃる方は，まだまだ多くいるのではないか？
　マネジメントシステムとは，"自社の経営管理の仕組み"そのものにほかな

らない．いつもコンサルタントとしてサポートをさせていただくにあたり，このあたりは前提として必ずお客様にご理解を得るようにしている．

スリムな仕組み・既存の手続きの活用・事業の実態に合った取組み等は当たり前である．では，なぜこうした方法が成立するのか？それこそが，"ISOでいうマネジメントシステムとは，自社の仕組みのこと"という事実に他ならない．

方針2：目的あってこそのISO規格の適用

ISOのマネジメントシステム規格を活用する際に，ともすれば陥りがちなのが，認証のための審査を意識するあまり"規格要求事項を満たすことが目的"となってしまうことである．先輩規格であるISO 9001や14001の認証において形がい化が問題視されるケースは，まさしくこの落とし穴に真っ逆さまにはまったときに起こる．

ISO規格の要求事項とは，その分野で国を代表する第一人者が集う委員会の場で，かんかんがくがく，何年もかけて練りに練った"組織活動上絶対はずしてはならないコツ・ポイント"を体系的にまとめたものである．要求事項となっているからには，必ず何らかの理由があるものである．その本来の要求事項の趣旨とねらいが不在となると，何をどこまで取り組んだら良いのかが明確にならず，活動が迷走するばかりか青天井にいろいろな文書を作りこんだり，目的のない取組みを延々と実施し，制度疲労が生じかねない．

こうした事態を回避するために，今回のサポートにおいては，すべてを目的志向で推進しました．まず着手したのが"何のためにISO 22000の導入に取り組むのか"という導入目的の明確化である．"食品安全"を確実にすることをねらいとして策定された，この国際規格を，株式会社アイケイとして何のために使うのか？この点を徹底的に食品安全チームとともに議論し，明文化した．

通常，このような導入目的は，トップマネジメントである経営層がトップダウンで決定する組織が多い中，株式会社アイケイという会社は，大きな枠組みは"I.K. WAY"という社長が定めた経営計画書により示されている．この方

向性に沿って，食品安全チームに裁量と権限が与えられているという点が，こうした自律的な検討を可能とした背景にある．

結果，"**食品安全のみならず，食品事業そのものの体質を強化させること**"が，ISO 22000 導入に当たっての基本目的となった．意見が割れた際には，必ずこの目的に立ち返ってメンバー全員が考える体制が，これにより実現しました．

方針3：コンサルタントは黒子

"回答は，常にお客様の中にある"．これは，コンサルタントとして打ち合わせに参加する際の基本スタンスである．

この上ない幸運だったのが，食品安全チームのメンバーの全員が，20代から30代前半という若手中心でありながら，誰もが自分の意見をしっかり持ち，自らの仕事に誇りを持って取り組んでいることであった．こうしたメンバーに恵まれたからこそ，コンサルタントの立場としては，規格に関する知識や方法論の一方的な伝達ではなく，メンバーの考え方を整理し，引き出す役割，すなわち"黒子"に徹することが可能となった．結果として，コンサルタントが関与したにもかかわらず，良い意味合いで極めてコンサルタント色の弱い活動となったと感じている．

2.2 導入に当たってのポイント

当社は，"通信販売代行業"と，自らの事業をこのひと言で定義している．導入に当たって考え方を整理する必要があったのは，"直接食品を製造していない"という事業の性質に対する，ISO 22000 の要求事項の適用である．これも食品安全チームと様々な議論を重ねた結果，次の3点をポイントとした．

(1) 業務プロセス管理を重視

今回，適用の対象としたのが，通信販売代行の中でも，食品の取扱いに関する事業です．よって，取り扱う食品の安全・安心を脅かす要素が，事業推進に係る業務プロセスのどこにあるのかを探るところを，ハザード分析の基本的な考え方とした．

よって，ハザード分析に用いた様式も，HACCPで一般的に用いられている様式とは少々異なり，自ずと業務プロセス分析の要素が入ったものとなった．

(2) 食品安全だけではなく，事業の品質もフォロー

"食品事業の体質強化"という導入目的からすると，"お客様の視点からの食品事業"という考え方が欠かせない．これを追求すべき組織品質として議論を重ねるうちに，直接食品を製造していないものの，企画に掲載する商品の採用プロセス，物流プロセス，オリジナル商品の委託製造プロセスなどのマネジメントの仕組みの確立なしには，導入目的にかなった取組みにならないのでは？こんな結論に到達した．

そうすると，ISO 22000 の要求事項のみを満たす仕組みでは，明らかに不十分である．そしてもちろん，ISO 22000 の認証取得活動上，"ISO 22000 の要求事項しか使ってはいけない"という決まりはどこにもない．

そこで，不足分の肉付けを行うためのガイドラインとして，品質マネジメントシステムの国際規格である ISO 9001 の規格要求事項のうち，効果的と考えられる部分をピックアップして使うという"いいとこどり"をして，目的にかなった取組みの実現を図った．

今回適用した ISO 9001 の規格要求条項は，次のとおりである．

ISO 9001 適用条項	適用の理由
7.2 顧客関連のプロセス	食品の安全のみならず，食品事業そのものにお客様が何を求めているかを明確にし，それを満たすマネジメントシステムとするため．
7.3 設計開発	オリジナル商品の設計・開発段階おいて，食品の安全・安心を確実にするとともに，企画業務の強化を狙う．
7.4 購買	外部にアウトソースしている物流プロセスを管理することで食品の安全・安心を含め，物流由来のクレームを未然防止し，お客様からの信頼を高める．

(3) "守り"のみならず"攻め"も重視

"食品事業の体質強化"という目的の，更に先にあるもの，それは，食品事業の更なる拡大に他ならない．つまり，ISO 22000 の認証が取得できたとし

ても，ゆくゆくは最終成果として利益につながらないと，組織の事業目的そのものからは結局逸脱することを意味する．

そこで，食品の安全・安心を守ることのみならず，他社の追随を許さない食品事業の強みである企画業務による，"攻め"の要素も重視する取組みとする．まずは前述 (2) にも述べたとおり，ISO 9001 の要求事項をガイドとして設計開発プロセスを整え，企画業務のマネジメントシステムの確立を図った．認証取得までは，フレームの確立・維持までとしたが，ゆくゆくは"美味しさ"もマネジメントの対象として視野に入れることとしている．

2.3 システム運用管理上，特に重視した事項

前述のポイントを踏まえ，ISO 22000 と ISO 9001 をガイドラインとして用いてマネジメントシステムを整えるプロセスを経た結果，特に運用上で重視した事項のうち三つを以下に紹介する．

(1) 間接的な食品危害の要素に対する管理

直接食品を製造していない分，食品事業を推進する事務的なプロセスのうち，製品への表示ミス等の間接的な要因により危害の原因となるプロセスの管理を重視した．

例えば，取り扱う商品の原材料・製造工程・法的要求等，あらゆる情報がすべて記載されている"仕様書"を作成しているが，その作成プロセスを OPRP とし，仕様書作成マニュアルの充実を図っている．

(2) 物流プロセスの管理

フードチェーン全体から見た当社の管理の及ぶ範囲を考えると，アウトソースしている物流プロセスも管理可能な領域と考え，物流委託先の企業に対しても協力を得ました．例を挙げると，物流委託先組織も内部監査の対象範囲とし，物流拠点での温度管理・ピッキング等食品関連商品の取扱いに関する記録・データを定期的に確認し，必要に応じて改善対策を取っていただく体制とした．

(3) オリジナル商品の製造委託

株式会社アイケイの法人名を冠して販売するオリジナル商品に関しては，特

に製造委託先の製造工程等を確認するとともに，工程管理上のCCPのデータの提出を求め，管理の目を入れる活動を，当社としてのCCPとして確実な管理をすることを重視しました．また，工場監査も実施し，実際に現場の確認を行う仕組みを確立した．

オリジナル商品の製造委託先とは，"品質管理研究会"という定期的な情報交換会兼勉強会を開催する等，良好な互恵関係が保たれており，こうした関係の確立が可能となっている．

2.4 今後の展望

以上，取組みのほんの一角ではありましたが，ISO 22000の認証取得活動のサポートをさせていただく中で，特筆すべきポイントをご紹介させていただいた．総括すると，食品の安全管理システムのみならず，事業推進のマネジメントシステムとしてISO 22000を活用しようというねらいが明確で，今後の食品安全チームの自律的な活動に基づくシステムの発展と成果が非常に楽しみである．

今後の展望であるが，ISO 22000の認証後も，既にISO 14001の認証を取得しており別の組織体で活動を推進している環境マネジメントシステムとの統合（2006年12月現在，統合を推進中）や，品質管理研究会を主体とした製造委託先との相互監査等，取り組む意義のあるテーマが多数問題提起されていた．"非製造業のISO 22000認証"を成し遂げたパイオニアとして，是非とも積極的にチャレンジしていただきたいと感じている．

最後に，サポートの機会を下さった飯田裕代表取締役社長，リーダーシップを発揮しメンバーを最後まで引っ張ってくれた食品安全チームリーダー熊澤敬二様，ほか食品安全チームメンバーの皆様に心からの感謝を捧げる．

C. 審査登録機関：ロイドレジスタークオリティアシュアランス

1. 概　　要

ロイドレジスタークオリティアシュアランス（LRQA）は，国際的に展開しているISO審査登録機関及び教育研修機関である．

LRQAは，1760年に設立されたロイドレジスターオブシッピング（LRS）によって1985年に創設され，LRSの持つ250年の第三者審査業務の経験を生かし，その信頼性，誠実性，革新性は世界122か国，33,000以上の顧客に認知されている．LRQAジャパンは全体で約2,100社のISO 9001:2000（うち食品部門は100社以上）の顧客の認証を登録し，審査を実施している．

主なサービスは，次のとおりである．
(1) 各種規格に対する第三者審査業務
 ・ISO9001:2000　品質マネジメントシステム
 ・ISO14001:2004　環境マネジメントシステム
 ・ISO22000:2005　食品安全マネジメントシステム
 ・HACCP（RvA）　欧州HACCP規格
 ・HACCP（LRQA）　Codex基準に準拠した独自のスキーム
 ・GMP 13　欧州動物性飼料規格
 ・BRC/IOP　欧州包装・梱包規格
 ・FAMI-QS　欧州飼料添加物及びプレミックスチャー安全規格
(2) ギャップ分析及び予備審査
(3) 組織のシステム対する監査及び第二者監査
(4) 教育研修業務
 ・各種規格の入門及び内部監査員教育
 ・ISO 22000:2005 食品安全の基礎教育
 ・ISO 22000:2005 内部監査員養成教育

2. FSMS 審査の基本的態度・方針

近年，食品安全にかかわる事故や事件が，後を絶たない．一方消費者は，高齢化社会を迎えて，健康維持のための食生活を期待しているが，2000 年以降の事故や表示義務等の法律違反事件により，不安も高まっている．

消費者の関心は，例えば茶飲料を例に挙げると茶飲料の製造工程（抽出，殺菌，充てん等）のみではなく茶葉はどこで，どのように栽培されているか，栽培土壌は，農薬の管理は，残留農薬は，製品の保管・物流は……など多岐にわたっている．

食品産業は他産業と違い，原料が天然物であるための品質の不安定とそれに対応するための柔軟なプロセス管理，物理的・化学的・微生物的ハザードの持ち込み，プロセス・製品の監視に人間の五感の活用等，他の産業とは違った局面を持っている．そのため，審査に従事する者として ISO 9001 は食品産業へのダイレクトな適用が難しい側面があった．

ISO 15161 は ISO 9001 を食品・飲料産業に適用するための指針として有効であるが，審査規格ではなく，また日本ではあまり活用されていないのが実情である．このような状況の中で，科学に基づいて系統的に食品の安全性を確実にする HACCP を基本に ISO 9001 のマネジメントシステムを取り入れた，ISO 22000 の実現は食品産業に従事する者として喜ばしい限りである．

LRQA の FSMS 審査の基本は，
① 経営者のコミットメント
② 当該組織のフードサプライチェーン内における役割及び位置の認識
③ 組織の前後（あるいは上下）の組織及び組織内のコミュニケーションの仕組み
④ PRP（前提条件プログラム）の完成度
⑤ 技術的バックボーンの適切性

を確認することから始まる．

審査は，ISO 22000 の要求事項に従い，ISO 9001 のシステム及びコーデッ

クス委員会が作成した"ハザード分析及び重要管理点"（HACCP）を基に実施する．

特に，日本の食文化を担う小規模な伝統食品のメーカーは，ISO 22000 が許容している"外部開発された管理手段の組合せの実施"，"FMS の構築，実施，運用又は判定に外部の専門家の協力"等の外部の力を活用し，食品安全を含めた匠の技"知っていること"を"語ることができること"に変換し，これを"手順"化し"仕組み（システム）"で管理することによる食品安全を含めた技術・技能の継承に大いに役立つことが期待できる．

3. 当該審査登録機関の審査結果とその FSMS の特徴

審査対象組織はカタログを媒体とした通信販売で，商品開発・選定から商品発送，最終消費者からの問合せまで，一連のオペレーションを代行するものである．

取り扱う商品は"オリジナル商品"と"仕入れ商品"に大別され，それぞれ"仕様書"により管理されている．特に"オリジナル商品"は，主副原料の食品安全を含む製造と商品の保管・物流について規格要求"最終製品の適合に影響を与えるかもしれないプロセスをアウトソースすることを組織が決めた場合には，組織はアウトソースしたプロセスに関して管理を確実にすること．アウトソースしたプロセスの管理については，FSMS の中で明確にし，文書化すること"に従い，管理しなければならない．

したがって，ISO 22000 の序文に記述されている"食品安全ハザードの混入は，フードチェーンのあらゆる段階で起こりうるため，フードチェーン全体での適切な管理が不可欠である．"は当該組織への要求そのものであると言える．

製品の製造に関しては，フローダイアグラム及び配置図，HACCP プラン及び"仕様書"，"原材料詳細情報"，"包材情報"，"品質規格基準"，"製造管理状況調査表"等により詳細に規定し管理されているが，製品の保管・物流も含め

た"フードチェーン内の別組織の製品に関連する,組織の食品安全面に関する情報"に関し,規格 5.6.1 に従い,どのように外部コミュニケーションを確立し,実施し,維持するかがポイントと思われる.

　内部監査,マネジメントレビューはこのシステムの有効性の継続的改善に重要な役割を期待している.いずれも化学や微生物の知識が要求されるので,必要であれば外部の力を大いに利用するとよい.

　当該組織は"オリジナル商品"の製造を委託しているメーカーと相互監査ができる仕組みつくりを希望しているので,フードチェーン全体に発展していくことが期待できる.

　今回の審査を通じて,人が消費する時点の食品安全を確保すること及びフードチェーン内の全組織が,食品安全ハザードを管理する能力を持つことの重要性を改めて認識するとともに,審査機関,被審査組織共に食品安全に関する知識レベルの向上が必須と痛感した.

4. 当該審査登録機関の FSMS 発展のためのコメント

　2003 年 2 月,弊社アジア地区の食品部門審査員が香港に集まり,フードサプライチェーン全体の食品安全システムについて議論した.当時は ISO 9001 や HACCP あるいは GAP, GMP プラスの認証登録されたサプライチェーンの各産業のインターフェースを LRQA 独自のスキームで審査・認証し,各産業をつなげる仕組みつくりを考えていた.

　たまたま,LRQA の食品部門グローバルマネージャーが ISO TC/WG のメンバーであったため,ISO 22000 の WG の進ちょくに合わせて議論を進めたのが,LRQA の ISO 22000 への取組みの始まりであった.

　LRQA の食品部門は,すべて食品産業の実務経験を持つ審査員で構成され,ISO 22000 審査のために,

① 海外講師による HACCP (RvA) トレーニング (5 日間コース)

② 食品微生物学トレーニング (2 日間)

③ ISO 22000 の審査手引き書（LRQA 内部用）の協同編集
を実施し，ISO 22000 審査に欠かすことのできない微生物管理については，2005 年 8 月 1 日付けで，食品微生物学の専門家を LRQA 技術顧問として契約し，審査における技術のバックアップ体制を構築した．

また，ISO 22000 導入に関するキーポイントは"食品安全チームメンバー"の力量であると認識し，他組織の"ISO 22000：食品安全チームのためのガイドライン（光琳出版）"の出版（2006 年 9 月）に協力するとともに，お客様向けの"教育研修部"は従来の"入門コース"，"内部監査員養成コース"に加え，新たに"食品安全チームメンバー養成のための基礎コース"を計画し 2006 年 7 月からスタートしている．

規格 1. 適用範囲には，次の記述がある．

"この規格のすべての要求事項ははん用性があり，規模及び複雑さを問わず，フードチェーンのすべての組織に適用できることを意図している．"

食品の安全の確保と中・小規模の組織が多い日本の伝統食品産業の発展のために寄与することが，LRQA の望むところである．

索　引

アルファベット

FSMS　72
HACCP　23
　——計画書　67
　——システム　23, 28
　——7原則　23
ISO 22000　28, 30, 38, 52
PRP　35, 37
TQM　41

あ行

安心　14, 49
安全　12, 49
おいしさの管理　40
オペレーションPRP　66

か行

乾燥状態　19
管理手段　84, 86
記録　79
経営者責任　55
工業5S　14

さ行

殺菌　20
31000システム　39
しつけ　21

湿潤状態　19
食品安全　12
　——ハザード　12
　——方針　80
　——マニュアル　75
食品衛生新5S　15
食品衛生7S　15, 37, 56, 57
食品GMP　24
清潔　22
清掃　18
整頓　17
製品開発　86
整理　16
洗浄　19
前提条件プログラム　35

た行

ドライ化　19

な行

7原則　24

は行

ハザード分析　65, 82
ハザードの明確化　83
品質管理活動　25
フローダイアグラム　82
文書　79

監 修 者 略 歴

米虫　節夫（こめむし　さだお）

1968 年	大阪大学大学院工学研究科発酵工学専攻博士課程中退，大阪大学薬学部助手
1970 年	工学博士（大阪大学）
1983 年	近畿大学農学部講師
現在	近畿大学大学院農学研究科環境管理学専攻 教授（環境化学研究室）
	日本防菌防黴学会評議員・副会長，微生物制御システム研究部会部会長
	(財)日本規格協会 品質管理と標準化セミナー 講師
	「食品安全ネットワーク」会長
	(財)日本科学技術連盟 品質管理BCコース運営委員，デミング賞委員会員
主な著書	「HACCP 実践講座」全3巻（編著，日科技連出版）
	「こうして防ぐ！食品危害」（編著，日科技連出版）
	「やさしい食の安全」（編著，オーム社）
	「日本の宿題」（共著，NHK出版）
	「HACCPシステム入門」（品質月刊テキスト301）
	「やさしいシリーズ 10　ISO 22000 食品安全マネジメントシステム入門」
	（共著，日本規格協会）
	「食の安全を究める食品衛生 7S」全3巻（監修，日科技連出版）

**ISO 22000 食品安全マネジメントシステム
認証取得事例集 1**

定価：本体 2,500 円（税別）

2007 年 3 月 23 日　第 1 版第 1 刷発行

監　　修　米虫　節夫

発 行 者　島　　弘志

発 行 所　財団法人 日本規格協会

〒 107-8440　東京都港区赤坂 4 丁目 1-24
http://www.jsa.or.jp/
振替　00160-2-195146

印 刷 所　株式会社平文社
製　　作　有限会社カイ編集舎

© Sadao Komemushi, 2007　　　　　　　Printed in Japan
ISBN978-4-542-50261-1

当会発行図書，海外規格のお求めは，下記をご利用ください．
　カスタマーサービス課：(03)3583-8002
　　書店販売：(03)3583-8041　　注文 FAX：(03)3583-0462
編集に関するお問合せは，下記をご利用ください．
　　書籍出版課：(03)3583-8007　　FAX：(03)3582-3372

図書のご案内

対訳 ISO 22000:2005
食品安全マネジメントシステム—
フードチェーンのあらゆる組織に対する要求事項
＜ポケット版＞

ISO/TC 34/WG 8 専門分科会　監修
日本規格協会　編
新書判・216 ページ　　定価 4,200 円（本体 4,000 円）

ISO 22000:2005
食品安全マネジメントシステム
要求事項の解説

ISO/TC 34/WG 8 専門分科会　監修
A5 判・168 ページ　　定価 3,150 円（本体 3,000 円）

【概　要】
　本書の構成は，2 部構成となっており，第 1 部では HACCP(Hazard Analysis and Critical Control Point) システムの概要及び ISO 22000 規格成立の経緯・特徴について解説し，第 2 部では，規格の条文ごとに要求事項を解説しています。
　本書は，ISO 22000 の規格を正しく解釈し，理解していただくことを目的としており，本規格の作成に日本代表として参画し，携わった ISO/TC 34/WG 8 専門分科会委員の監修により発行されています。本規格で使用されている「用語及び定義」に関しての解説をはじめ，各条文の邦訳を掲載し，それに対する説明を「規格解説」にて行い，規格の内容から考えられる対応について「推奨事項」を記述，更に各項目の要点を整理するための「ポイント」を設けており，規格の意図を正しく理解するため，そして食品安全マネジメントシステムの構築のための一助となる書籍です。

JSA 日本規格協会　　http://www.jsa.or.jp/

やさしいシリーズ

① **ISO 9000 入門**
上月宏司・井上道也 共著
A5 判・116 ページ
定価 945 円（本体 900 円）

② [2004年改訂対応]
ISO 14000 入門
吉村秀勇 著
A5 判・118 ページ
定価 945 円（本体 900 円）

③ **PL 入門**
山口正久 著
A5 判・114 ページ
定価 945 円（本体 900 円）

④ **改善の進め方入門**
事例で学ぶポイント
島田善司 著
A5 判・144 ページ
定価 945 円（本体 900 円）

⑤ **標準化入門**
梅田政夫 著
A5 判・112 ページ
定価 945 円（本体 900 円）

⑥ **TL 9000 入門**
電気通信業界のための QMS 規格
『TL 9000 入門』編集委員会 編
A5 判・102 ページ
定価 945 円（本体 900 円）

⑦ **ISO/TS 16949 入門**
菱沼雅博 著
A5 判・96 ページ
定価 945 円（本体 900 円）

⑧ **労働安全衛生（OHSAS）入門**
平林良人 著
A5 判・108 ページ
定価 945 円（本体 900 円）

⑨ **食品衛生新 5S 入門**
米虫節夫 編／角野久史・衣川いずみ 著
A5 判・92 ページ
定価 945 円（本体 900 円）

⑩ ISO 22000
食品安全マネジメントシステム入門
米虫節夫・金 秀哲 著
A5 判・112 ページ
定価 945 円（本体 900 円）

⑪ **HACCP 入門**
新宮和裕 著
A5 判・112 ページ
定価 945 円（本体 900 円）

⑫ **国際標準化入門**
奈良好啓 著
A5 判・112 ページ
定価 945 円（本体 900 円）

⑬ **CSR 入門**
小野桂之介 著
A5 判・94 ページ
定価 945 円（本体 900 円）

⑭ **品質管理入門**
鐵 健司 著
A5 判・122 ページ
定価 945 円（本体 900 円）

⑮ **JIS マーク品質管理責任者**
大滝 厚 監修／日本規格協会 編
A5 判・96 ページ
定価 945 円（本体 900 円）

⑯ **はじめての品質工学**
初歩的な疑問を解決しよう
矢野耕也 著
A5 判・112 ページ
定価 945 円（本体 900 円）

⑰ ISO/IEC 27001（JIS Q 27001）
情報セキュリティマネジメント
高取敏夫・竹田栄作 共著
A5 判・108 ページ
定価 945 円（本体 900 円）

⑱ **食品トレーサビリティシステム**
新宮和裕・吉田俊子 著
A5 判・112 ページ
定価 945 円（本体 900 円）

⑲ より多くの人が使いやすい
アクセシブルデザイン入門
星川安之・佐川 賢 共著
A5 判・96 ページ
定価 945 円（本体 900 円）

JSA 日本規格協会　http://www.jsa.or.jp/

●227ページに次の「執筆者」を追記するとともに、関係者の方々に深くお詫び申し上げます．

執 筆 者

<解説編>

第1章／米虫 節夫　近畿大学農学部 教授, 食品安全ネットワーク 会長

第2章／角野 久史　株式会社コープ品質管理研究所 取締役所長, 食品安全ネットワーク
　　　　　　　　　副会長, 消費生活アドバイザー

第3章／金　秀哲　有限会社エムアンドエフ 代表取締役, 食品安全ネットワーク会員, 食品安全
　　　　　　　　　ネットワーク・ISO22000研究会世話人, ISO9000主任審査員

<事例編>

金秀バイオ株式会社

A／西平 守裕　金秀バイオ株式会社 ISO事務局

B／井上 裕隆　危害分析重要管理点対策共同事業センター 常務理事

C／浜田 達裕　財団法人日本品質保証機構 マネジメントシステム部門

株式会社アイケイ

A／熊澤 敬二　株式会社アイケイ 執行役員 ローカロ生活事業統括

B／古田 智子　株式会社知識経営研究所 事業推進コンサルティング部 シニアコンサルタント

C／星　　実　ロイドレジスタークオリティアシュアランスリミテッド 主任審査員